成功の方程式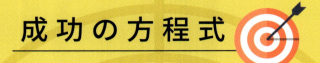

[図解!] 歯周外科を用いた 歯肉縁下う蝕の治療手順

〔監修〕佐々木 猛　〔著〕水野 秀治／小谷 洋平／筒井 佑

クインテッセンス出版株式会社　2019

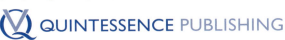

Berlin | Chicago | Tokyo
Barcelona | London | Milan | Mexico City | Paris | Prague | Seoul | Warsaw
Beijing | Istanbul | Sao Paulo | Zagreb

クインテッセンス出版の書籍・雑誌は,
弊社Webサイトにてご購入いただけます.

PC・スマートフォンからのアクセスは…

歯学書 検索

弊社Webサイトはこちら

序文

　一説によると，歯科治療の約80％がやり直しの治療（再治療）と言われている．再治療の原因にはさまざまあるが，そのなかでも不適合修復物による二次う蝕の再発が非常に多く見受けられる．そして，そのなかには，う蝕が歯肉縁下にまで及んでしまっているケースも散見され，その状態で修復治療を行っても，「適合の良い修復が困難である」，「健康な歯周組織を維持できない」など，治療結果の長期的安定に不可欠となる精度や生物学的要件に大きな問題を残すことになる．さらに，歯肉縁下う蝕が重症化すると，抜歯を余儀なくされることも多くなり，医原性の要因で歯を失うという，非常に悲しい結末を迎えることとなる．

　このような問題を防ぐためには，プラークコントロールの徹底と適合性，清掃性の高い修復治療を行うことに疑問の余地はないが，治療後に不幸にも歯肉縁下う蝕に罹患した場合でも，歯肉縁下う蝕に対する適切な処置を施術することで，もう一度，生物学的原則に則った精度の高い治療結果に導くことが可能となる．ただし，歯肉縁下う蝕により失われた歯，歯肉，骨の生物学的条件を回復し，健全な状態を獲得するためには，根管治療，矯正治療，歯周治療（歯周外科処置），補綴修復治療など，多くの治療オプションを有機的に連携させた総合治療を行うことが求められ，それぞれの術式において，高度な知識と技術を持つことが必要となる．

　本書では，歯肉縁下う蝕に対する対応法について，数多くの臨床写真やイラストを用いながら，その理論と実際をわかりやすく解説したい．本書が読者の皆様の臨床のレベルアップの一助となり，１本でも多くの"Save tooth"に寄与できれば幸いである．

2019年10月

佐々木　猛

CONTENTS

第1章 歯肉縁下う蝕とは

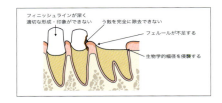

8 歯肉縁下う蝕とは
- 8 １ 歯肉縁下う蝕が引き起こす問題点
- 10 ２ 歯肉縁下う蝕の治療

第2章 歯肉縁下う蝕処置前に行うべき7つのポイント

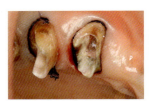

12 歯肉縁下う蝕処置前に行うべき7つのポイント
- 13 １ プロビジョナルレストレーションに置き換える
- 15 ２ コアを除去する
- 18 ３ う蝕を除去する
- 20 ４ 隔壁を製作する
- 21 ５ 根管治療を行う
- 23 ６ 支台築造を行う
- 24 ７ 歯・歯周組織の状態を把握する

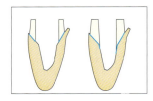

第3章 歯肉縁下う蝕に対する治療法

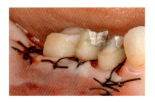

28 歯肉縁下う蝕に対する治療法
- 29 １ Apically positioned flap（APF）
- 30 ２ Free gingival graft（FGG）
- 31 ３ Tissue attachment therapy（TAT）
- 32 ４ 矯正的挺出
- 33 ５ 歯肉切除
- 34 ６ 抜歯

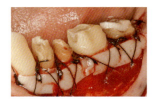

第4章 歯周外科のStep by Step

36 歯周外科のStep by Step

37　1　Apically positioned flap（APF）
- 37　1　浸潤麻酔
- 38　2　ボーンサウンディング
- 39　3　唇側切開・剥離
- 41　4　口蓋側切開・剥離
- 43　5　掻爬
- 45　6　骨外科処置
- 46　7　縫合
- 47　8　歯周パック

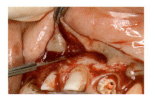
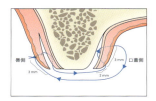

48　2　Free gingival graft（FGG）
- 48　1　浸潤麻酔
- 49　2　ボーンサウンディング
- 49　3　頬側切開・剥離
- 52　4　舌側切開・剥離
- 53　5　掻爬
- 54　6　骨外科処置
- 55　6-1　遊離歯肉移植片の採取
- 57　7　縫合
- 57　8　歯周パック

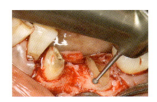
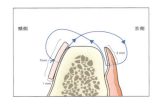

58　3　Tissue attachment therapy（TAT）
- 58　1　浸潤麻酔
- 58　2　ボーンサウンディング
- 59　3　唇側切開・剥離
- 60　4　口蓋側切開・剥離
- 61　5　掻爬
- 62　6　骨外科処置
- 63　7　縫合
- 63　8　歯周パック

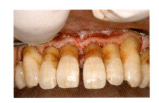
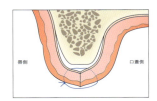

64　4　外科用器具・材料

CONTENTS

第5章 歯周外科処置後の進め方

68 歯周外科処置後の進め方
- 69 ① 歯周外科処置後の注意事項
- 69 ② 咬頭削除，咬合回復の時期
- 70 ③ 抜糸
- 71 ④ 歯周パック
- 72 ⑤ ブラッシング
- 73 ⑥ リマージン，支台築造の時期
- 74 ⑦ 最終形成

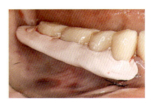
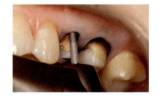

第6章 歯肉縁下う蝕処置の実際

- 80 症例1 臼歯部単独歯症例①：歯肉切除
- 82 症例2 臼歯部単独歯症例②：APF
- 84 症例3 臼歯部単独歯症例③：矯正的挺出，TAT
- 86 症例4 臼歯部複数歯症例①：APF
- 88 症例5 臼歯部複数歯症例②：APF
- 90 症例6 臼歯部複数歯症例③：APF
- 92 症例7 臼歯部複数歯症例④：矯正的挺出，APF
- 94 症例8 臼歯部複数歯症例⑤：APF
- 96 症例9 臼歯部複数歯症例⑥：歯根分割抜去，APF，FGG
- 98 症例10 臼歯部複数歯症例⑦：歯根分割抜去，FGG
- 100 症例11 臼歯部複数歯症例⑧：抜歯，APF
- 102 症例12 臼歯部複数歯症例⑨：抜歯
- 104 症例13 前歯部症例①：APF
- 106 症例14 前歯部症例②：矯正的挺出，抜歯，APF
- 108 症例15 前歯部症例③：TAT

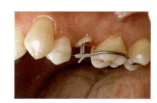
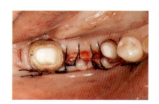
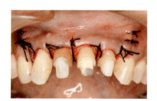

第 1 章

歯肉縁下う蝕とは

8 **1** 歯肉縁下う蝕が引き起こす問題点

10 **2** 歯肉縁下う蝕の治療

歯肉縁下う蝕とは

　歯肉縁下う蝕とは，歯肉縁下の歯根面（歯質）にう蝕が進行した状態のことである．歯肉縁下う蝕は修復治療を困難にするため，術後にさまざまな問題を引き起こすことが考えられる．そのため，補綴治療にとりかかる前には，歯肉縁下う蝕に対して適切に対処し，問題を解決しておくことが修復歯の長期的安定を図るためには重要である．

　本章では，歯肉縁下う蝕が引き起こす問題点とその治療について解説する．

1　歯肉縁下う蝕が引き起こす問題点

　歯肉縁下う蝕の問題を解決せずに補綴修復処置を行おうとしても，う蝕を取り残したり，支台歯形成および印象採得が正確に行えずに，適合の良い補綴装置を製作することが困難になる（図1，2a，b）．さらに歯肉縁下う蝕が重症化すると歯肉縁下から骨レベル，さらには骨縁下までう蝕が進行し，歯の保

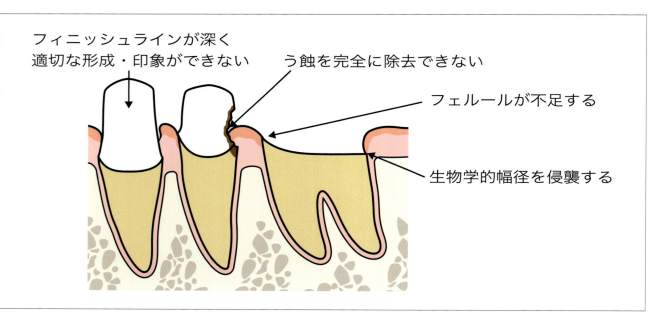

図1　歯肉縁下にう蝕が進行すると，う蝕除去や補綴治療が困難になる．

第1章　歯肉縁下う蝕とは

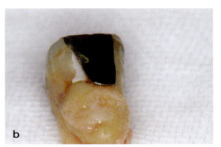

図2 a, b　歯肉縁下までう蝕が進行していると，修復物のマージンが不適合になりやすくセメントも取り残しやすくなる．

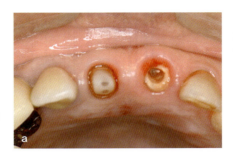
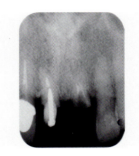

図3 a, b　歯肉縁下にう蝕が進行すると適切な補綴治療ができないだけでなく，抜歯が必要になることがある．

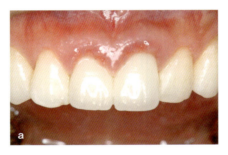
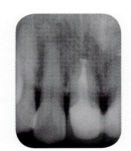

図4 a, b　歯肉縁下に存在する補綴装置のマージンが生物学的幅径を侵襲しているため，補綴装置周囲の歯肉に慢性的な炎症が認められる．

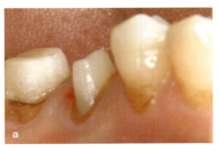
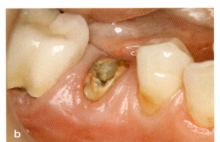

図5 a, b　a：術前，b：術後5年．フェルールが失われた状態で補綴装置を装着したことでポストコアが脱離し，歯根が破折していた．

存が難しくなることがある（図3 a, b）．

　歯肉縁下深くにう蝕が存在する場合，う蝕を完全に除去できたとしても，生物学的幅径（biologic width）[注]の侵襲やフェルールの不足などの問題が生じ，適切な補綴修復処置にはならないことが多い．補綴装置マージンが上皮付着部に達して生物学的幅径を侵襲すると，適合の良い補綴装置を装着しても，歯周組織の慢性炎症が惹起され，健康で安定した長期予後は見込めない（図4 a, b）[1,2]．

　また，フェルールは補綴装置の維持などに大きく影響を及ぼし，その不足は補綴装置やポストコアの脱離，歯根破折などの諸問題を引き起こす危険性が高くなる（図5 a, b）[3,4]．以上の理由から，歯肉縁下う蝕の問題を解決しなければ，歯の長期的な安定を期待することが困難になる．

注）2017年の米国歯周病学会と欧州歯周病連盟の合同研修会で「骨縁上組織付着（supracrestal tissue attachment）」と改変された．

2 歯肉縁下う蝕の治療

歯肉縁下う蝕の問題を解決するためには，まずは歯肉縁下に及ぶう蝕を歯肉縁上に露出させることが必要である．また，補綴装置のマージンは健全歯質に設定することが原則であり，補綴処置を行う場合には健全歯質を歯肉縁上に位置させることが重要である．

歯槽骨頂から歯肉縁までの長さは生物学的幅径の原則に則った位置的関係をとる．健康な歯周組織では結合組織性付着，上皮性付着，歯肉溝がそれぞれ約1mmの幅で存在し，この合計3mmの幅を生物学的幅径とよぶ（**図6**）[5〜7]．健全歯質を歯肉縁上に露出するためには，生物学的幅径を再構築するだけの健全歯質（3mm）が骨縁上に存在する必要がある．健全歯質から骨頂までの距離が3mm以上の場合，歯肉を切除することで健全歯質を歯肉縁上に位置させることができる．しかし，う蝕が進行し健全歯質から骨頂までの距離が3mm未満の場合，歯肉を切除するだけでは根本的な解決にならない．失われた生物学的幅径を再構築し，健全歯質を歯肉縁上に露出するためには，歯周外科処置を行い，骨縁上に3mm以上の健全歯質が確保できるように骨を削除する必要がある（**図7**）[8〜10]．

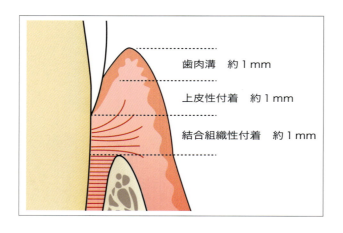

図6 健康な歯周組織では生物学的幅径の原則に則り，骨頂から歯肉縁まで平均約3mmの長さがある．

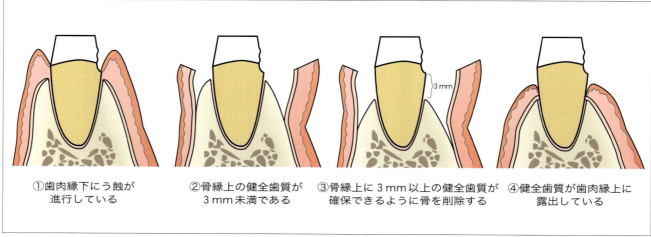

図7 う蝕が歯肉縁下に及ぶ場合は，健全歯質が3mm以上骨縁上に露出するように骨を削除する必要がある．

第2章 歯肉縁下う蝕処置前に行うべき7つのポイント

13　**1** プロビジョナルレストレーションに置き換える

15　**2** コアを除去する

18　**3** う蝕を除去する

20　**4** 隔壁を製作する

21　**5** 根管治療を行う

23　**6** 支台築造を行う

24　**7** 歯・歯周組織の状態を把握する

歯肉縁下う蝕処置前に行うべき7つのポイント

歯肉縁下う蝕の問題を解決するためには，非外科的対応のみでは難しく，歯周外科処置が必要になることが多い．また，う蝕が重度に進行している場合や根尖病変，歯根破折などが合併している場合は抜歯を余儀なくされることもある．歯肉縁下う蝕処置を成功に導くためには術前の問題を把握し，適切な治療計画を立案することが重要であり，十分な術前準備を行っておくことが必要である．

本章では，歯周外科処置を行う前に準備しておくべき7つのポイントについて解説する．

ここで学ぶ事項

1	プロビジョナルレストレーションに置き換える
2	コアを除去する
3	う蝕を除去する
4	隔壁を製作する
5	根管治療を行う
6	支台築造を行う
7	歯・歯周組織の状態を把握する

1 プロビジョナルレストレーションに置き換える

補綴装置を除去しプロビジョナルレストレーションに置き換え，う蝕の進行程度や支台歯の状態を確認する．また，う蝕を可及的に除去し，清掃性を考慮したプロビジョナルレストレーションを装着することで，歯肉の炎症を軽減させることができる（図1，2）．歯肉の炎症が軽減すると，歯周外科処置時の出血を抑え，麻酔の効果が持続しやすくなり，手術時間の短縮にもつながる．

さらに，補綴装置を除去しておくことで手術中の器具のアクセスが容易になり，歯周外科処置が行いやすくなる．外科処置後にはプロビジョナルレストレーションの咬合面を削除することにより，咬合負担を軽減することができる．また，歯周パックの維持にも役立つ．

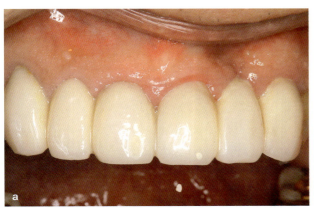
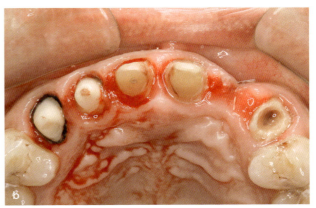

図1 a, b 補綴歯周囲歯肉に炎症が認められる．歯肉縁下う蝕をともなう不適合な補綴装置はプラークリテンションファクターとなりやすく，歯肉に炎症を引き起こす．

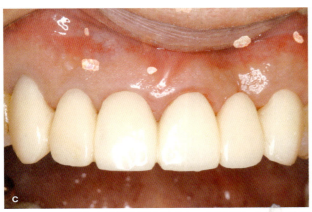
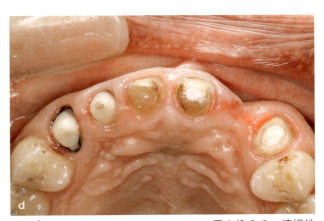

図1 c, d 不適合な補綴装置を除去し，可及的にう蝕を除去した後に，プロビジョナルレストレーションに置き換える．清掃性の高いプロビジョナルレストレーションを装着し，歯肉の炎症を軽減させる．

■プロビジョナルレストレーションの製作手順

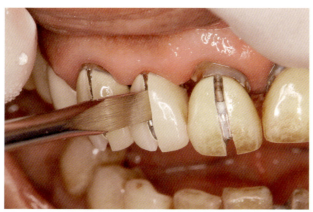

図2a 補綴装置を除去する際は，除去用カーバイドバーを用いて唇側マージン部から切端にかけて，支台歯に達するまでスリットを入れる．スリットにマイナスドライバーを挿入し，回転させることで補綴装置を除去する．

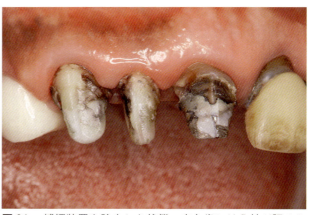

図2b 補綴装置を除去した状態．支台歯にはう蝕が認められ，フィニッシュラインも不明瞭である．

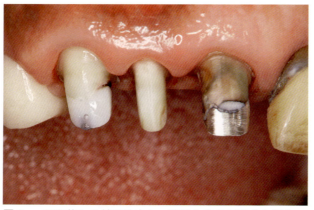

図2c 可及的にう蝕を除去し，適切な支台歯形成を行う．

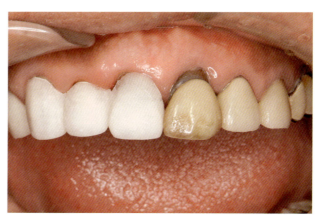

図2d 除去前に準備したレジンシェルを口腔内で試適し，適切な圧接位置を確認する．

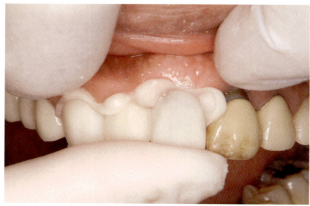

図2e 即時重合レジンで満たされたレジンシェルを定位置に圧接する．

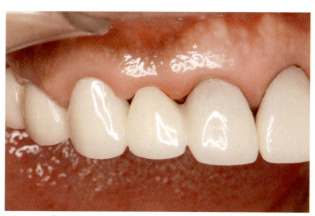

図2f プロビジョナルレストレーション装着時．適合精度の向上に努め，オーバーカントゥアは避け，下部鼓形空隙は歯間ブラシで清掃できるように調整する．

第2章 歯肉縁下う蝕処置前に行うべき7つのポイント

2 コアを除去する

　コアを除去し，う蝕の程度や歯根破折，パーフォレーションの有無を確認する（**図3，4**）．とくに鋳造ポストコアが装着されている場合，歯周外科処置時に抜歯や歯根分離，あるいは歯根分割抜去を行うと金属の切削片が歯肉に飛散し，メタルタトゥーによる歯肉の変色を引き起こす可能性がある．そのため，鋳造ポストコアは歯周外科処置前に除去しておくことが望ましい．

　ただし，太くて長い鋳造ポストコアが装着されている場合は，コアを除去すると残存歯質量が少なくなる．根管治療の必要がなく，コア辺縁部や根管内にう蝕を認めず，歯根分離や歯根分割抜去の可能性がない場合やコア除去によるパーフォレーションのリスクがともなう場合は，鋳造ポストコアの除去を積極的には行わないこともある（**図5a，b**）．

　コアを除去する際には，可能な限り歯質を保存し短時間で効率よく除去することが必要である（**図6a，b**）．コア除去にはさまざまな方法があるが，効率的なコア除去の方法を紹介する．

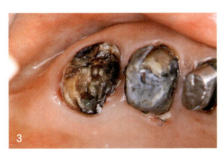 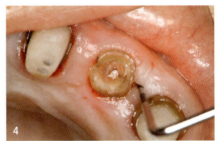

図3 コアを除去するとう蝕がみられた．う蝕は骨縁まで達しており，保存不可能と診断した．
図4 コアを除去すると，歯質に破折線を認めた．破折線に沿って深い歯周ポケットが存在しており，保存不可能と診断した．

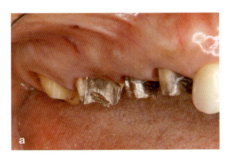 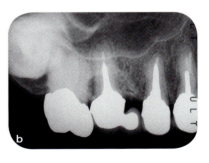

図5a，b 5 4|コア辺縁部にはう蝕を認めず，コアを除去すると残存歯質量が少なくなると判断した．臨床症状はなくデンタルエックス線写真より根尖病変も認めなかったため，コア除去を行わないことにした．

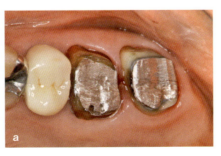 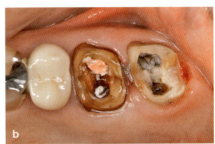

図6a 補綴装置を除去すると，鋳造ポストコア辺縁部にはう蝕が疑われた．
図6b 鋳造ポストコアを除去する際には，できる限り歯質の保存に努める．

（1）ダブルドライバーテクニック

細いダイヤモンドバーを用いて，コアと歯質の間にスリットを形成する．そのスリットに薄いマイナスドライバーを2本挿入し，それぞれのドライバーを逆方向に同時に回転させることで鋳造ポストコアを除去する（図7，8）[11]．この方法では，単根歯の鋳造ポストコアあるいはポストが平行な複根歯の鋳造ポストコアを効率よく除去することができる（図9a, b）．しかし，無理に力を加えると歯質が破折してしまう可能性があるので，注意が必要である．また，鋳造ポストコアがレジンセメントにて接着されている場合には，この方法による除去は困難であるため，切削による除去が必要になる．

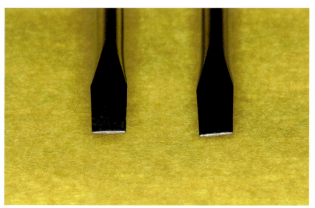

図7　ダブルドライバーテクニックでは，先が薄めのマイナスドライバーを2本用意する．

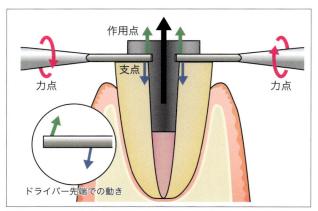

図8　コアと歯質の間にスリットを形成し，そのスリットにマイナスドライバーを挿入し，それぞれのドライバーを逆方向に同時に回転させる．

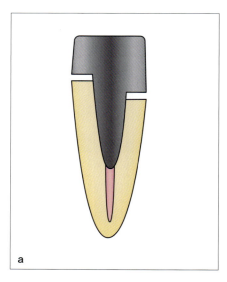
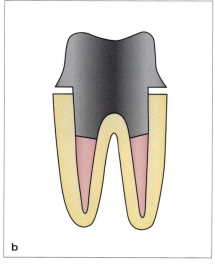

図9a, b　適応症は鋳造ポストコアで単根歯，あるいは複根歯においてポストが平行な場合である．

（2）超音波スケーラーを用いる方法

　超音波スケーラーの使用に先立ち，コア辺縁部を切削し，コアと歯質の間に間隙を形成する（**図10**）．複根歯における鋳造ポストコアの場合は，根管口の位置に合わせてコアを分割する（**図11**）．歯質とコアの間に間隙を形成した後に，頰舌方向あるいは近遠心方向に超音波スケーラーのチップを当て，超音波の振動でコアを除去する．ダブルドライバーテクニックが適応できない場合，既製ポストを利用したレジンコアが築造されている場合に用いることができる（**図12a, b**）．切削時には，デンタルエックス線写真から髄床底の位置と厚みを確認し，パーフォレーションしないように注意しなければならない（**図13a, b**）．

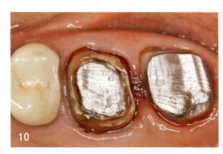
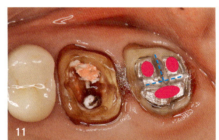

図10 鋳造ポストコアと歯質の間を切削する際は，歯質をできる限り温存できるように，鋳造ポストコアのわずかに内側を切削する．

図11 複根歯におけるコア除去の場合には，根管口の位置に合わせて鋳造ポストコアを分割する（ピンク色：根管口，青点線：分割線）．

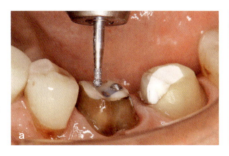
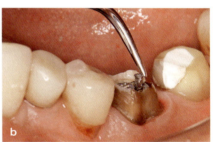

図12a, b 既製ポストを利用したレジンコアの除去方法は，ポスト周囲のレジンを除去し，超音波の振動を与え既製ポストを除去する．

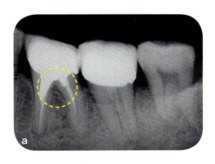
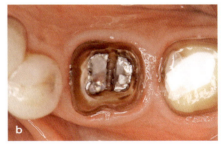

図13a, b コアを分割する場合は，デンタルエックス線写真から髄床底や歯質が薄い部位を確認しパーフォレーションに注意して，コアを分割する．

3 う蝕を除去する

歯周外科処置後にう蝕を除去すると，外科処置で獲得した歯肉縁上の歯質が再び失われてしまい，再度歯周外科処置が必要となる可能性があるため，歯周外科処置前にう蝕を完全に除去しておくことが望ましい．

う蝕の取り残しがないように，う蝕検知液を用いて染色された部分をスプーンエキスカベーターやカーバイドラウンドバーなどを使用して除去する（**図14a, b**）．歯肉が歯質を被覆し，う蝕の確認が困難な場合は，歯肉圧排糸を用いて歯肉を排除する（**図15a, b**）．歯肉を圧排しても歯質が確認できない時は，浸潤麻酔下で電気メスや炭酸ガスレーザー，あるいは外科用メスを用いて歯肉息肉を除去する（**図16a, b**）．それでも歯肉縁下のう蝕を完全に除去することが困難な場合には，歯周外科処置中にう蝕を確認し，除去する（**図17a～d**）．

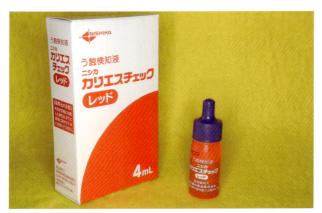

図14a カリエスチェック（日本歯科薬品）を使用し，染色した部分をすべて除去する．

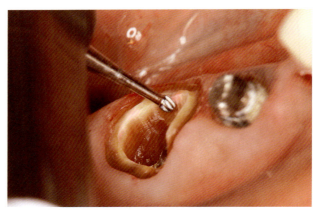

図14b エキスカベーターやカーバイドバーなどを用いてう蝕を除去する．

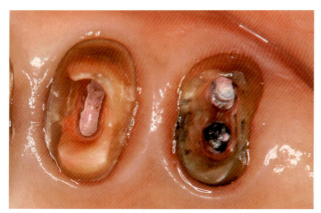

図15a う蝕が深く，歯肉が被覆しており，う蝕を完全に除去することは困難である．

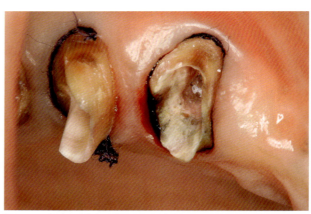

図15b 歯肉圧排糸を使用し，歯質を明示した後にう蝕を除去する．

第2章 歯肉縁下う蝕処置前に行うべき7つのポイント

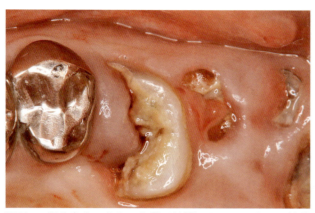

図16a 歯肉息肉により，歯質が被覆されていると，う蝕除去や根管治療が行えない．

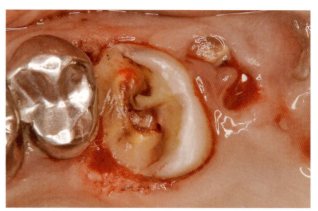

図16b 炭酸ガスレーザーを用いて，歯肉息肉を除去したことで，う蝕除去と根管治療を行えるようになった．

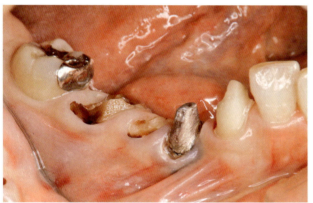

図17a う蝕が歯肉縁下深かったため，歯周外科処置前にう蝕を完全に除去することができなかった．

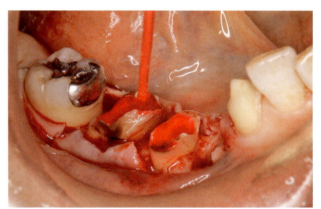

図17b 外科処置の際に，う蝕検知液を用いてう蝕を染色した．

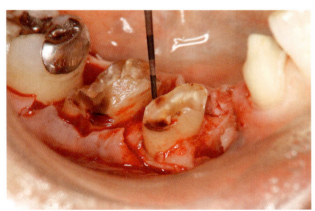

図17c う蝕検知液により染色された部分を徹底的に除去し，健全歯質を明示したうえで骨外科処置を行った．

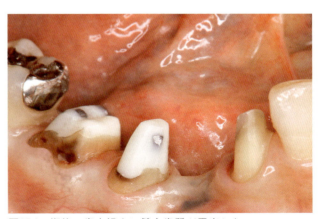

図17d 術後，歯肉縁上に健全歯質が露出した．

4 隔壁を製作する

　歯肉縁上の歯質が少なくプロビジョナルレストレーションが脱離しやすい場合は，隔壁を製作することで，プロビジョナルレストレーションの脱離を防ぐことができる（図18a, b）．また，細菌漏洩による根管内の細菌感染を予防することもできる[12]．

　隔壁は，う蝕が完全に除去された状態で製作することが望ましい．隔壁を製作する際には，隔壁の脱離を防ぐため，根管内壁から支台築造用コンポジットレジンを築盛し，歯質との接着面積を広くする（図19a, b）．

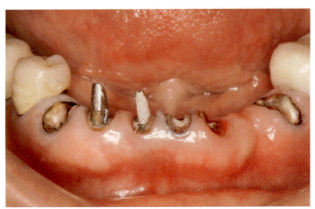

図18a コアとう蝕を除去したところ．歯肉縁上の残存歯質が少なく，プロビジョナルレストレーションの脱離や根管治療時の細菌漏洩のリスクがともなう．

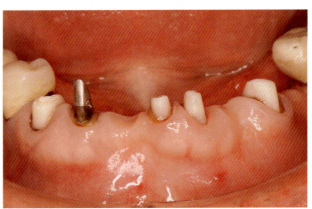

図18b 隔壁を製作することで，プロビジョナルレストレーションの脱離や細菌漏洩を予防することができる．

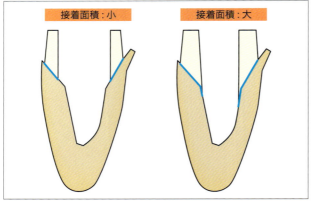

図19a 残存歯質が少なかったり，厚みが薄い場合は，隔壁のコンポジットレジンとの接着面積が小さくなりやすく，脱離しやすい．その場合には，根管内壁からコンポジットレジンを築盛し，歯質との接着面積を大きくすることで，隔壁の脱離を予防できる．

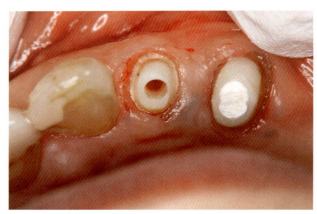

図19b 歯質とコンポジットレジンの接着面積を大きくすることで，隔壁の脱離を予防することができる．

5 根管治療を行う

　瘻孔や歯肉腫脹，咬合時痛などの臨床症状がある，またはエックス線診査において根尖病変を認める場合は，歯周外科処置の前に根管治療を行っておく（**図20a〜d**）．根管治療の結果，臨床症状やエックス線診査において改善が認められず，根尖病変の完全な治癒が期待できないような時は，歯肉縁下う蝕に対する歯周外科処置と同時に外科的歯内療法を併用することも可能である（**図21a〜d**）．また，根管内う蝕が極端に大きく残存歯質の厚みが少ない歯や歯根破折，パーフォレーションを認めた場合には，予後不良と判断し，抜歯になる（**図22, 23**）．

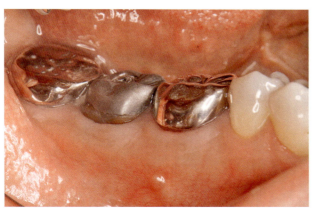

図20a　6̄ 根尖相当部に瘻孔を認め，咬合時痛も認められた．

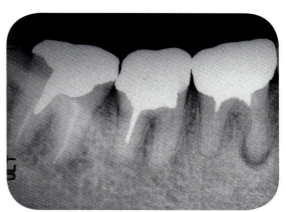

図20b　6̄ 根尖部に透過像が認められた．根管充填は不十分で，再根管治療の必要があると判断した．

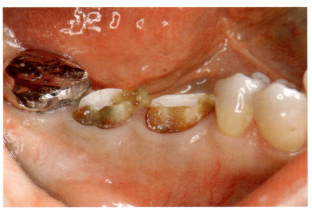

図20c　根管治療により，6̄ 根尖相当部の瘻孔は消失した．

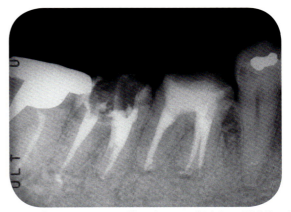

図20d　デンタルエックス線写真より，根尖部の透過像が消失した．咬合時痛も改善し，保存可能と診断した．

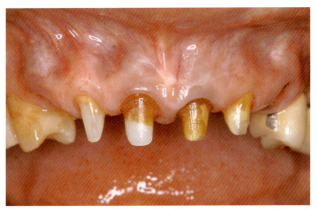

図21a 3|3のう蝕が歯肉縁下に進行しており，歯周外科処置を行う必要があった．

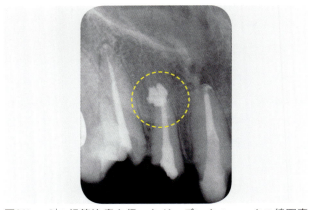

図21b 2|の根管治療を行ったが，デンタルエックス線写真で根尖周囲組織の改善を認めなかった．

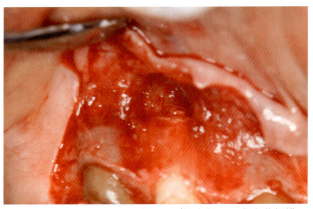

図21c 歯周外科処置と同時に，2|根尖部の不良肉芽組織の掻爬と根尖部のデブライドメントを行った．

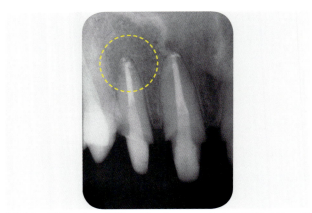

図21d 術後1年の状態．デンタルエックス線写真では，2|根尖周囲組織の改善を認める．

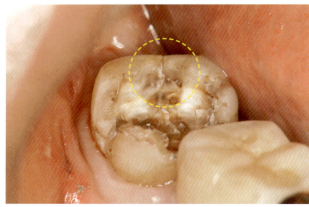

図22 破折線が認められる．根管治療の際には，破折がどこまで及んでいるかを確認しておく．

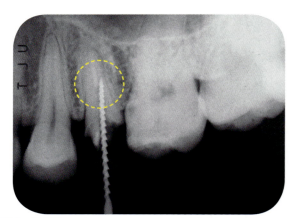

図23 根管壁にパーフォレーションを認めた．

6 支台築造を行う

　歯根分離や歯根分割抜去の必要がない単根歯の場合で接着操作が確実に行えれば，歯周外科処置前に支台築造を行うことが可能である．隔壁を支台築造用コンポジットレジンで製作している場合，一層新鮮面を出し，接着処理後に根管内にポストを挿入し同じ材料を填入することで，隔壁を利用した支台築造を行うことができる．術前に支台築造を行っておくと，口腔内からの細菌漏洩やプロビジョナルレストレーションの脱離を防ぐこともできる（**図24a, b**）．

　また，歯周外科処置後に支台築造を行う場合もあり，その条件としては，①複根歯で歯周外科処置時に歯根分離や歯根分割抜去が必要，②う蝕が完全に除去できていない，③鋳造ポストコアを使用する，④滲出液や出血の影響により接着操作が確実に行えない，などが挙げられる．その場合は，根管口を歯質接着性材料を用いて封鎖して，根管口からの細菌漏洩を防止することが重要である（**図25a, b**）[13]．

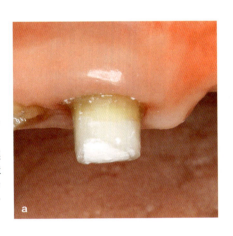
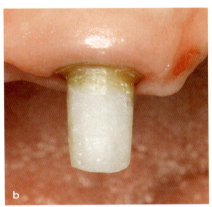

図24a 隔壁を製作し，根管治療が終了した状態．
図24b う蝕を完全に除去し，隔壁を製作している場合は，その隔壁を支台築造に利用することができる．隔壁のレジンを一層切削し，接着処理後にファイバーポストを用いて支台築造を行う．

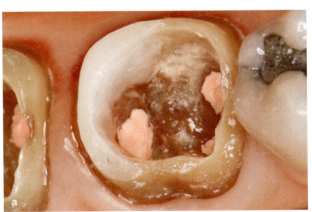
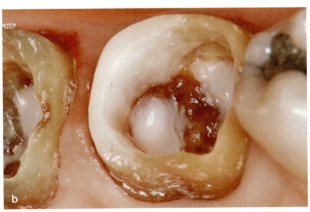

図25a, b 術前に支台築造を行わない場合は，根管口からの細菌漏洩を防ぐために，歯質接着性材料を用いて一時的に根管口を封鎖しておく．

7 歯・歯周組織の状態を把握する

歯肉縁下う蝕を適切に治療するためには，歯周基本治療が終了した状態で，歯と歯周組織の診査を行い，歯周外科処置の術式選択，歯根分割の有無などの歯肉縁下う蝕に対する治療の進め方について計画する（**図26**）．

■確認すべきポイント

①健全歯質の量（**図26a**）
②臨床歯根の長さ（**図26b**）
③歯根形態（**図26c，d**）
④う蝕の深さ（**図26e**）
⑤健全歯質から骨頂までの距離（**図26f**）
⑥角化歯肉の量（**図26g，h**）

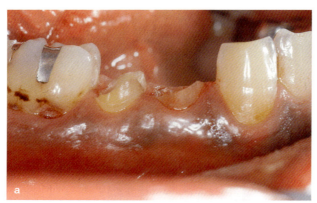

図26a 歯肉縁上の健全歯質は少なく，フェルールが不足している．

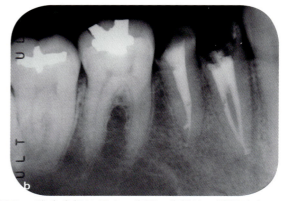

図26b 臨床歯根は長く，歯冠‐歯根比に問題はない．

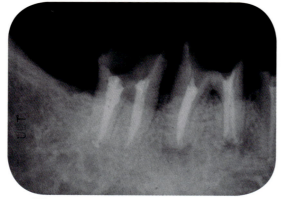

図26c 6̄ はルートトランクが短く，歯根の離開度は大きい． 7̄ はルートトランクは長く，歯根の離開度は小さい． 6̄ には根分岐部に透過像が認められる．

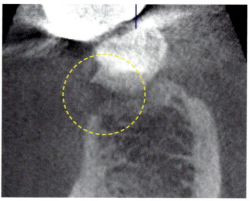

図26d 根分岐部の状態はCBCT画像のほうが正確に把握することができる．CBCT所見より頰側にⅠ度の根分岐部病変を認める．

第2章 歯肉縁下う蝕処置前に行うべき7つのポイント

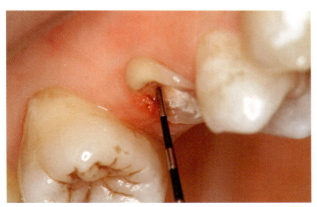

図26e う蝕は歯肉縁下3mmまで及んでいる．

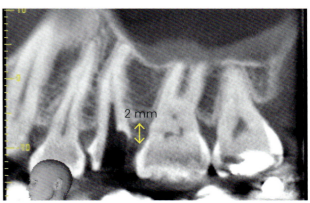

図26f CBCT画像より，健全歯質から骨頂までの距離は2mmであることが確認できる．

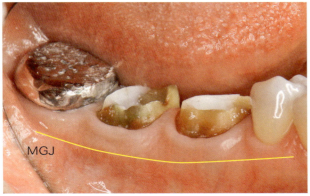

図26g 角化歯肉の幅が十分（3mm以上）存在する．

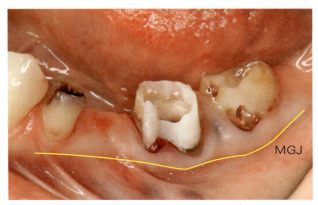

図26h 角化歯肉の幅が少ない（3mm未満）．

25

第3章 歯肉縁下う蝕に対する治療法

29 **1** Apically positioned flap（APF）

30 **2** Free gingival graft（FGG）

31 **3** Tissue attachment therapy（TAT）

32 **4** 矯正的挺出

33 **5** 歯肉切除

34 **6** 抜歯

歯肉縁下う蝕に対する治療法

歯肉縁下う蝕の治療法にはいくつかの術式が挙げられるが，治療結果を長期的に安定させるためには清掃性の高い歯周環境を確立できる術式選択を行うことが重要である．以下の3つの項目に沿って整理すると，術式の選択は行いやすくなる．
① 骨頂から健全歯質までの距離
② 必要な骨切除量
③ 角化歯肉幅

これらの項目をもとにした術式選択の流れをフローチャート（図1）に示す．

本章では，歯肉縁下う蝕に対する各治療法を紹介し，それぞれの利点・欠点，適応症の選択などについて解説する．

■歯肉縁下う蝕の治療フローチャート

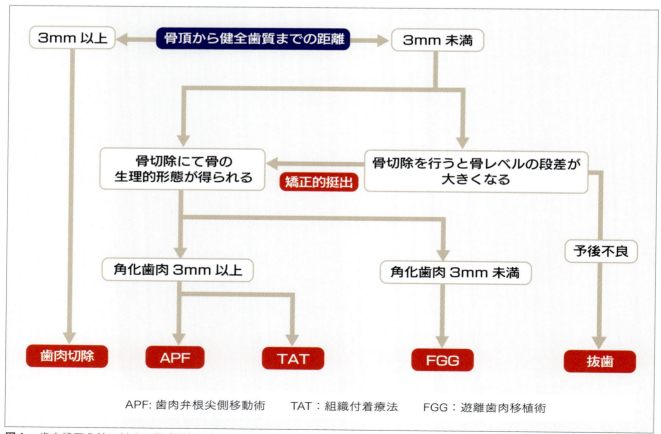

図1　歯肉縁下う蝕に対する術式選択の概略を示す．それぞれの術式の利点と欠点を熟知し，術式の利点を最大限に引き出し，その欠点を最小限に抑えられるような治療法を考えることが重要である．

1 Apically positioned flap（APF）

補綴修復予定歯の頬側（唇側）歯肉に角化歯肉が3mm以上存在する場合は、主に部分層弁によるApically positioned flap（歯肉弁根尖側移動術：以下、APFと略）を用いて角化歯肉の維持を図る（**図2a〜d**）[14〜18]。

骨膜縫合を用いて歯肉弁断端を骨頂に位置づけすることで、生物学的幅径を回復し、最小限の上皮性付着と歯肉溝を獲得することができるため、清掃性、組織安定性の高い歯周組織を構築できるという利点がある。しかし、歯冠長の過延長や歯間乳頭の喪失などの問題を生じ、補綴修復予定のない歯が含まれる部位に対して用いると根面露出による知覚過敏を招く可能性もあるため、注意が必要である。

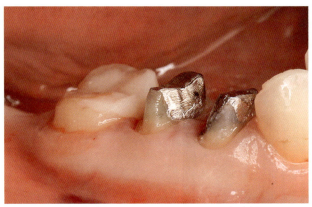

図2a 不良補綴装置を除去したところ、歯肉縁下にフィニッシュラインが設定されており、生物学的幅径の侵襲が疑われた。

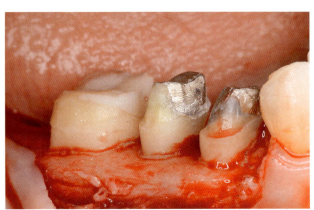

図2b 生物学的幅径の再構築を目指して骨切除を行っている。

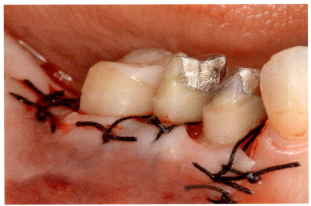

図2c 3mm以上の角化歯肉が存在したことからAPFを選択し、歯肉弁を骨頂へと位置づけしている。

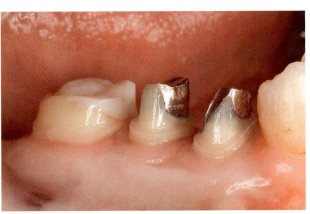

図2d 術後、歯肉の炎症は消失し、健全歯質が歯肉縁上に露出した。

2 Free gingival graft（FGG）

　補綴修復予定歯の頰側歯肉に角化歯肉が3mm未満と不足している場合は，部分層弁によるFree gingival graft（遊離歯肉移植術：以下，FGGと略）を行い，角化歯肉および付着歯肉の増大を図る（図3a〜d）[19〜22]．また，角化歯肉が3mm以上存在していても，非常に歯肉が薄い場合は，歯肉のフェノタイプ改善を目的にFGGを選択することがある．

　APFと同じく骨膜縫合を用いて移植片の断端を骨頂に位置づけすることで，生物学的幅径を回復し，最小限の上皮性付着と歯肉溝を獲得することができるため，清掃性，組織安定性の高い歯周組織を再構築できるという利点がある．しかし，APFと同じく歯冠長の過延長や歯間乳頭の喪失などの問題が生じる可能性があることに加え，歯肉の性状に不調和が生じる場合があることからも，審美領域に適用する際には注意が必要である．

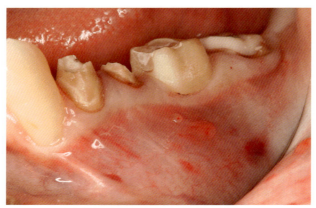

図3a　不良な補綴装置を除去したところ，フェルールの不足と隣接面の歯肉縁下う蝕を認めた．角化歯肉は3mm未満であった．

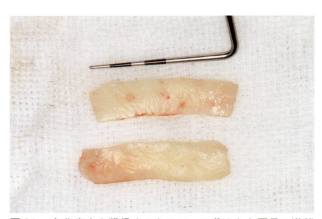

図3b　角化歯肉を獲得するために，口蓋より必要量の遊離歯肉移植片を採取している．

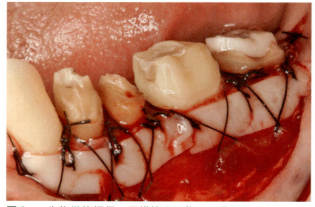

図3c　生物学的幅径の再構築を目指して骨切除を行い，移植片の断端を骨頂へと位置づけしている．

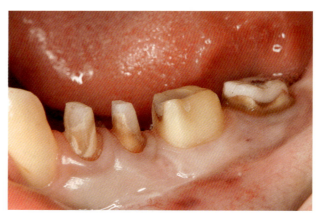

図3d　術後，健全歯質は歯肉縁上に露出し，十分な角化歯肉が得られ，清掃性の高い歯周環境へと改善した．

第3章 歯肉縁下う蝕に対する治療法

3 Tissue attachment therapy（TAT）

　歯周外科処置の対象歯に補綴修復の必要がない天然歯を含む場合や審美性を優先して歯間乳頭を温存したい場合には，全層弁による Tissue attachment therapy（組織付着療法：以下，TAT と略）を選択し，組織の温存を図る（図4a〜d）[23〜25]．また，歯冠長の過延長による審美障害を避けたい場合にも，歯冠長の延長を抑えることができるために有効な術式となる．

　しかし，この術式では歯肉縁上に健全歯質を露出させるためには歯肉切除を併用することが必要となる．また，歯肉ラインに問題がある場合も，歯肉切除を併用することで歯肉ラインを調整することができるが，角化歯肉が減少するため注意が必要である．さらに，TAT はやや深めの歯肉溝という不安定な付着様式となり，将来的に歯肉退縮を招く可能性が高まる[26]．

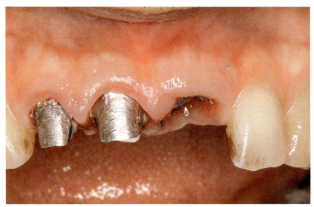

図4a　不良な補綴装置を除去したところ，健全歯質が歯肉縁上には存在しておらず，生物学的幅径の侵襲が疑われた．

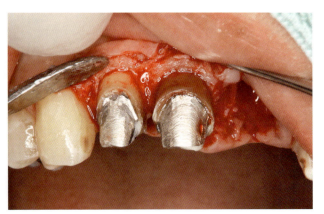

図4b　全層弁にて歯肉を剥離し，骨縁上に 3 mm 以上の健全歯質を確保するように骨切除を行っている．

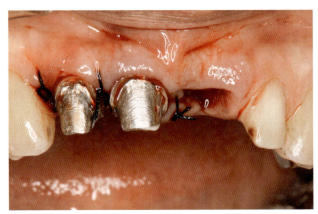

図4c　健全歯質を歯肉縁上に露出させるように歯肉切除を併用し，縫合している．

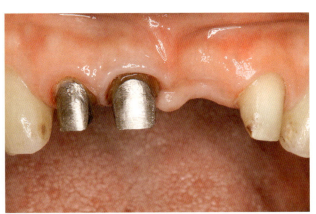

図4d　術後，健全歯質は歯肉縁上に露出し，修復可能な状態となった．

4　矯正的挺出

　う蝕が歯肉縁下深くまで及ぶ場合，そのまま歯周外科処置にて骨の切除を行うと，隣在歯との骨レベルの段差が大きくなる，あるいは隣在歯の支持骨を大きく失うことになる．そのような状況においては，歯周外科処置の前処置として矯正的挺出[27～31]を行い，隣在歯の骨の切除量が最小限となるように配慮する必要がある（図5a～d）．

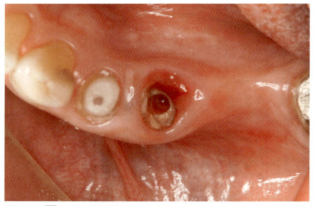

図5a　5⏌は歯肉縁下う蝕が深く，骨切除のみによる対応では5⏌だけでなく，4⏌の骨切除量も大きくなることが予測された．

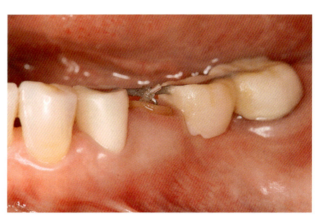

図5b　骨切除に先立って矯正的挺出を行っている．

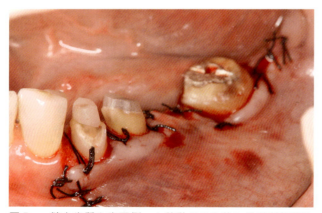

図5c　健全歯質を歯冠側へと移動させた後に骨外科処置を行い，APFにて対応している．

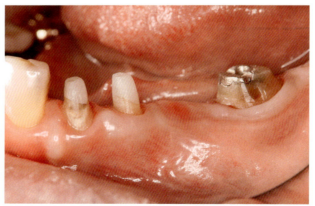

図5d　4⏌5⏌の骨切除量を最小限に抑えながら，5⏌の健全歯質を歯肉縁上に露出させることができた．

5 歯肉切除

　健全歯質から骨頂までの距離が3mm以上存在する場合，歯肉を切除することで健全歯質を歯肉縁上に露出させることができる[32,33]．歯や骨の状態を確認するために歯肉弁の剥離を併用する場合もある（図6a〜d）．しかし，角化歯肉が十分存在しない場合に用いると，角化歯肉の不足につながることもあり，注意が必要である．

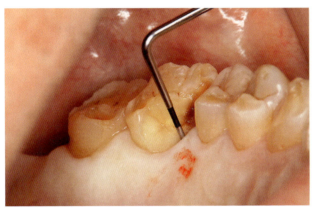

図6a 6┘は歯肉縁下う蝕が存在していたが，3mm以上の健全歯質が骨縁上に存在していた．

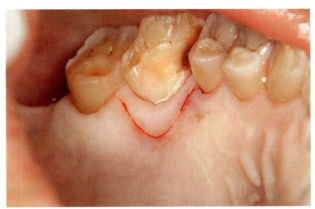

図6b 歯肉縁上に健全歯質が露出するように歯肉を切除している．

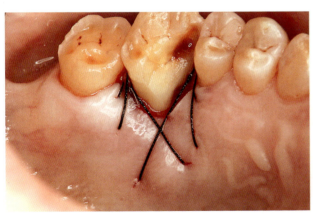

図6c 歯肉を切除することで健全歯質が歯肉縁上に露出している．本症例では歯肉弁を剥離して歯と骨の状態を確認し，縫合している．

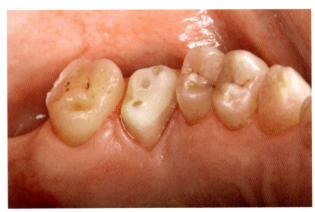

図6d 術後，健全歯質は歯肉縁上に露出し，修復可能な状態となった．

6 抜歯

　重度の歯肉縁下う蝕において，前述してきた術式を用いても，術後に適切な歯冠 - 歯根比（1：1を目安としている）が獲得できない，あるいは骨の切除量が多くなりすぎてしまうという場合は，抜歯を選択する．

　多くの骨切除をともなう場合，いったんは保存できたとしても，将来，抜歯に至った時には抜歯後の歯槽骨の喪失量が大きくなる．そのため，予後不良な歯に対しては戦略的に抜歯することも選択肢の1つとなる（図7a〜d）．

　また，歯肉縁下う蝕の進行度が重度ではなくとも，歯周病や根尖病変など他の問題を合併し，総じて予後不良と判断される場合も抜歯を選択する．

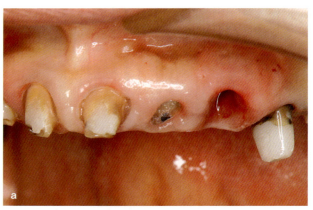
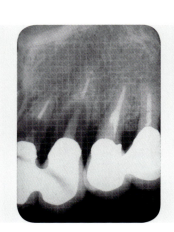

図7a, b ２３は重度の歯肉縁下う蝕のため保存不可能と診断した．

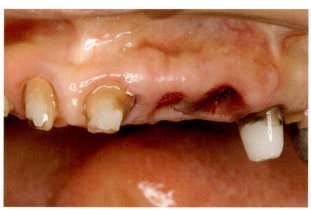

図7c ２３抜歯直後の状態．

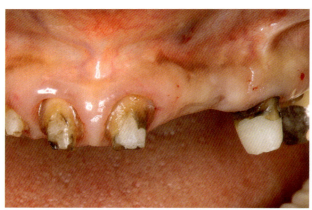

図7d 治癒後，欠損補綴を行うことにした．

第 **4** 章 歯周外科のStep by Step

36	**歯周外科のStep by Step**	
37	**1**	**Apically positioned flap（APF）**
37	**1**	浸潤麻酔
38	**2**	ボーンサウンディング
39	**3**	唇側切開・剥離
41	**4**	口蓋側切開・剥離
43	**5**	掻爬
45	**6**	骨外科処置
46	**7**	縫合
47	**8**	歯周パック
48	**2**	**Free gingival graft（FGG）**
48	**1**	浸潤麻酔
49	**2**	ボーンサウンディング
49	**3**	頬側切開・剥離
52	**4**	舌側切開・剥離
53	**5**	掻爬
54	**6**	骨外科処置
55	**6-1**	遊離歯肉移植片の採取
57	**7**	縫合
57	**8**	歯周パック
58	**3**	**Tissue attachment therapy（TAT）**
58	**1**	浸潤麻酔
58	**2**	ボーンサウンディング
59	**3**	唇側切開・剥離
60	**4**	口蓋側切開・剥離
61	**5**	掻爬
62	**6**	骨外科処置
63	**7**	縫合
63	**8**	歯周パック
64	**4**	**外科用器具・材料**

歯周外科のStep by Step

本章では，Apically positioned flap（APF）と Free gingival graft（FGG），Tissue attachment therapy（TAT）の術式手順について臨床写真とイラストを用いて解説する．

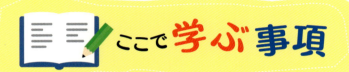

＜歯周外科の順序＞

1	浸潤麻酔
2	ボーンサウンディング
3	頰側（唇側）切開・剥離
4	舌側（口蓋側）切開・剥離
5	搔爬
6	骨外科処置
6-1	遊離歯肉移植片の採取（FGGのみ）
7	縫合
8	歯周パック

1 Apically positioned flap (APF)

1 浸潤麻酔

歯槽粘膜に表面麻酔剤を塗布し，刺入時の痛みを軽減する．表面麻酔剤は口腔内に流れないようガーゼを置き，2分ほど待ってから浸潤麻酔を行う（**図1a～c**）．はじめに歯槽粘膜に電動麻酔器を用いて先の細い注射針（31G）を刺入する．唇側の麻酔が効いた後に，唇側歯間部から口蓋側歯間部へと徐々に麻酔の範囲を拡げていく（**図1d～f**）．麻酔薬の使用量の目安は1ブロック（4～6歯）で術前に2～3本，必要に応じて術中に追加する．

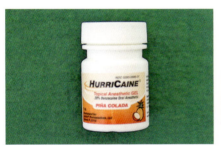

図1a ハリケインゲル（サンデンタル）．ゲル状で停滞性があり，口腔内に流れにくい．

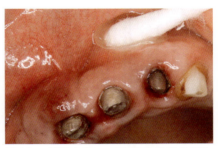

図1b 綿棒を用いて表面麻酔剤を刺入点となる歯槽粘膜に塗布する．

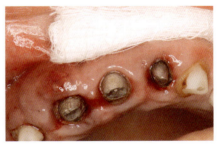

図1c ガーゼを置き，表面麻酔剤がとどまるようにして2分程度待つ．

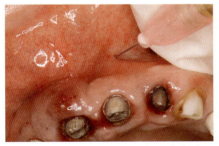

図1d 唇側の歯槽粘膜に刺入点麻酔を行い，徐々に麻酔の範囲を拡げていく．

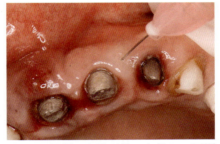

図1e 唇側の麻酔が効いた後に，唇側歯間乳頭に刺入する．

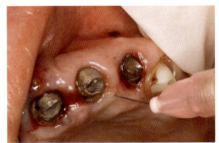

図1f 唇側歯間乳頭に麻酔が効いた後に，口蓋側歯間乳頭に刺入する．

POINT
- 痛みの少ない麻酔を心がける．
- 麻酔の量は，術中は痛くなく，術後に切れ始める程度の分量が望ましい．

2 ボーンサウンディング

　麻酔した後に，根面に沿わせて骨頂に到達するまでプローブ先端を進める．この時に，麻酔が十分に効いているか，無髄歯では歯根破折を疑う深い歯周ポケットが存在していないか，骨の形態がどのようになっているかなどを確認する（図2a〜d）．

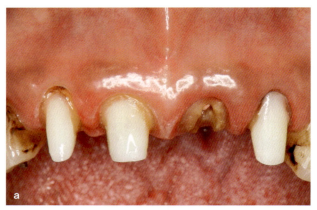
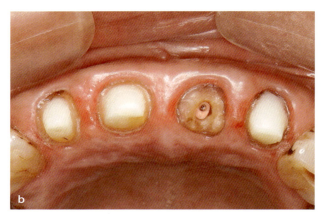

図2a, b　術前の口腔内写真．歯肉縁上の歯質が少なく，フェルールが不足している．1┘は歯肉縁下う蝕を認め，完全なう蝕除去が困難な状態であった．

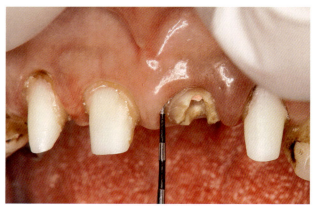
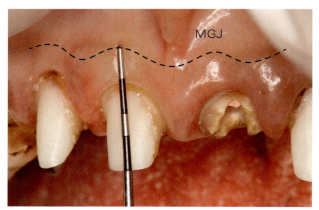

図2c　ボーンサウンディング．根面に沿わせて，骨頂に達するまでプローブを挿入する．

図2d　角化歯肉の幅は3mm存在する．

POINT
- 麻酔が十分に効いているかを確認する．
- 骨形態の把握や無髄歯では歯根破折の有無を確認する．

3 唇側切開・剥離

（1）歯肉辺縁切開

唇側歯肉の切開は，#15のメスを用いて炎症性の肉芽組織を除去するように歯肉辺縁切開を行う．角化歯肉を温存するため，歯肉辺縁から0.5～1mm離した位置に設定する．はじめに，メスの刃先1mmを使って切開線の下書きを行う（ライニング）．ライニングは浅い切開のため切り口がスムーズになり，切開線の変更が必要な場合，修正が可能である（図3a, b）．

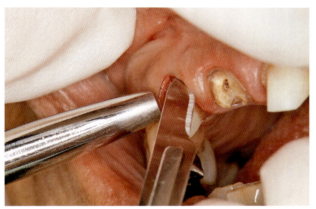

図3a ライニング．メスの刃先を用いて切開線の外形を描く．

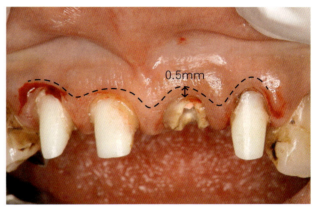

図3b 角化歯肉は3mmと少なかったため，歯肉辺縁から0.5mm離した位置に切開線を設定した．

（2）部分層弁の形成

ライニングの切開線に重ねて#15のメスを根尖側にすすめていき（ディープニング），歯槽骨上に骨膜を残した状態で歯肉弁を部分層弁で剥離する（図3c）．メスの角度は，歯肉弁が1mm程度の厚みになるようにする．ディープニングは，もっともパーフォレーションしやすい歯肉歯槽粘膜境（MGJ）の手前1mmまですすめる（図3d）．

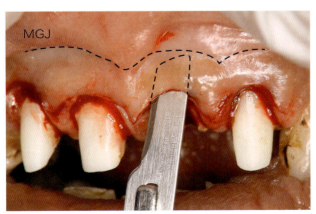

図3c 歯肉弁の厚みが1mm程度になるようにMGJの手前までメスを進める．

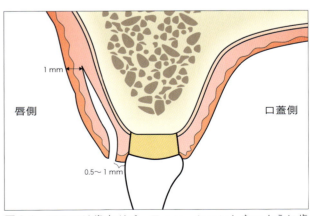

図3d APFでは歯肉がパーフォレーションしないように歯肉弁の厚みがやや厚め（約1mm）になるように切開を進める．

(3) 縦切開

縦切開の位置は，術部の隣在歯隅角部に設定する．MGJを根尖側に3〜5 mm越えるように縦切開を加えるが，骨に達する必要はない（図3 e, f）．

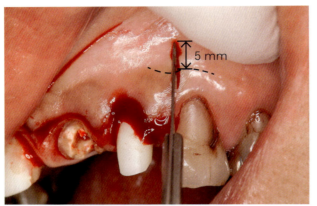

図3e 縦切開はMGJを5 mm越えたところまで加える．

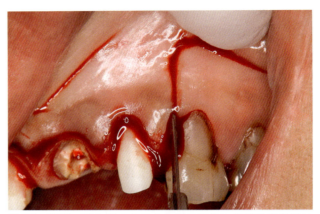

図3f 術部の隣在歯である犬歯近心隅角に歯間乳頭を避けて縦切開を加える．

(4) 減張切開

縦切開の粘膜部からメスを挿入し，根尖側から歯冠側にメスを切り上げるように動かし，MGJ付近の歯肉をパーフォレーションしないように部分層弁で剝離していく（図3 g）．唇側歯肉の内面に減張切開を行い，歯肉弁にテンションがかからない状態で根尖側移動を可能にしておく（図3 h）．

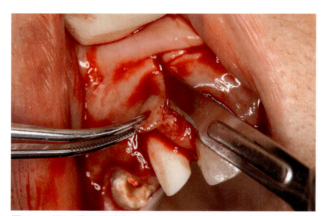

図3g 縦切開の粘膜部からメスを挿入し，根尖側から歯冠側にメスを切り上げる．

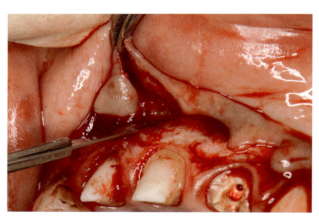

図3h 歯肉弁が緊張なく根尖側に移動するように粘膜部にメスを進め，減張切開を加える．

POINT
- 歯肉辺縁から0.5〜1 mm離した位置に切開線を設定する．
- MGJ手前1 mmまでディープニングを進める．
- 縦切開は術部の隣在歯隅角部にMGJを3〜5 mm越えた位置まで進める．
- MGJ付近の歯肉は，メスを根尖側から歯冠側に切り上げるように切離する．
- 歯肉弁が根尖側に移動するように減張切開を加える．

4 口蓋側切開・剥離

(1) 歯槽骨頂予測切開

口蓋側は歯肉弁断端を骨頂に位置づけるために、歯槽骨頂予測切開を行う。歯肉辺縁から"ボーンサウンディング値－1mm"の長さを離してライニングを行う（**図4a, b**）。次に、歯肉の厚みが薄くなるようにメスの角度を調整しながら、骨に到達するまでディープニングを進める（**図4c**）。歯肉弁を剥離しやすくするため、術部の隣在歯隅角部に骨に到達するまで縦切開を加える（**図4d**）。

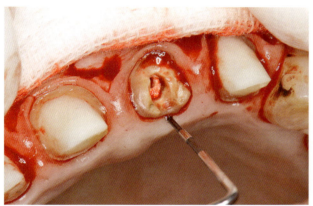

図4a　口蓋側のボーンサウンディング値は3mmである。

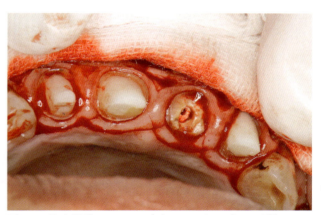

図4b　歯肉辺縁から2mm（ボーンサウンディング値3mm－1mm）離した位置に切開線を設定する。

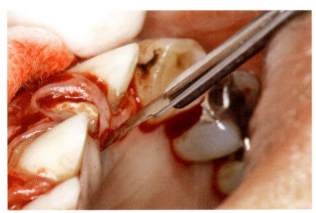

図4c　歯肉の厚みが薄くなるようにメスを進め、骨に達するまで確実に歯肉を切開する。

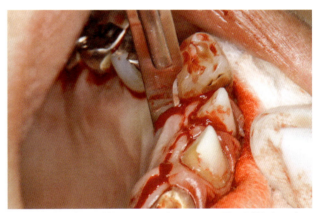

図4d　歯肉弁が剥離しやすくなるように骨に到達するまで縦切開を加える。

（2）全層弁にて剥離

ラスパトリウムあるいはキドニーシェイプナイフの先端を骨面にあて，左右に捻転させるように動かしながら縦切開部から歯肉弁を剥離する．骨外科処置が行えるように，骨面が5mm程度露出するように全層弁で剥離する（図4e～g）．

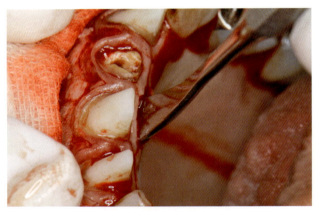

図4e ラスパトリウムを用いて口蓋側の歯肉弁を全層弁で剥離する．

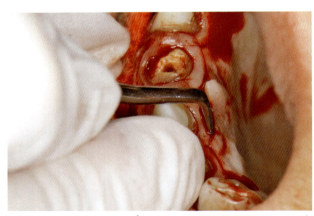

図4f キドニーシェイプナイフを用いて骨面が5mm程度露出するように剥離する．

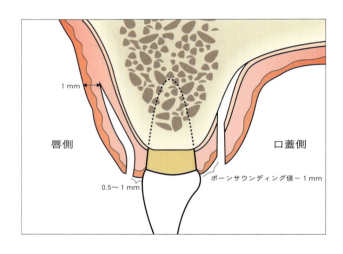

図4g 口蓋歯肉が薄くなるようにメスの角度を調整しながら骨に到達するまで進める．唇側は部分層弁，口蓋側は全層弁での剥離となる．

POINT

- 歯肉辺縁から"ボーンサウンディング値−1mm"離した位置に切開線を設定する．
- 歯肉の厚みが薄くなるように角度を調整しながら，骨に到達するまでメスを進める．
- 術部の隣在歯隅角部に縦切開を加える．
- ラスパトリウムやキドニーシェイプナイフを用いて全層弁で剥離する．
- 骨外科処置ができるように5mm程度骨面を露出させる．

5 搔爬

（1）根面との付着線維の切離

#15のメスやスピアーシェイプナイフを根面に沿わせて骨に到達するまで歯肉溝内切開を加え，歯根周囲の線維を確実に切離する（**図5a, b**）．

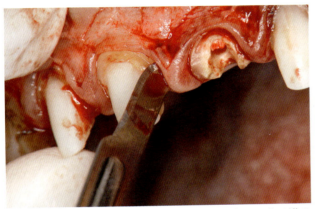

図5a　#15のメスを根面に沿わせて骨に到達するまで進める．

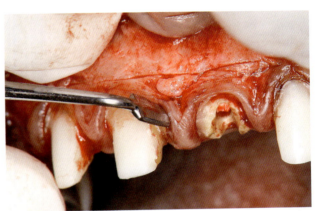

図5b　メスが挿入しにくい部位には，スピアーシェイプナイフを用いて根面に付着した歯根周囲線維を切離する．

（2）骨面との付着線維の切離

骨頂から2mm程度の骨が露出するように，#15のメスを用いて骨面に到達するまで水平に切開を加える（**図5c**）．歯間乳頭部の歯肉は歯間部の骨膜と骨面の間にスピアーシェイプナイフを挿入し，骨面との付着線維を確実に切離する（**図5d**）．

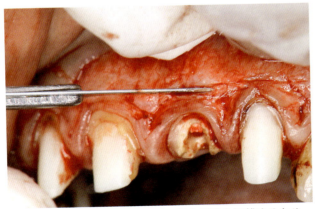

図5c　唇側の骨膜と歯根周囲の歯肉組織を切離するため，#15のメスを用いて骨頂から2mm根尖側に骨に到達するまで水平切開を加える．

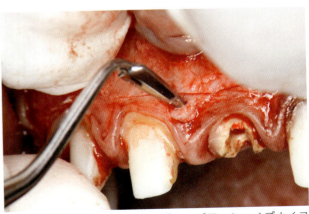

図5d　歯間部の骨膜と骨面の間にスピアーシェイプナイフを挿入し，骨面との付着線維を切離する．

（3）肉芽組織の除去

歯根周囲の肉芽組織をユニバーサルキュレットやロンジャーなどを用いて除去する．根面に付着した軟組織は5倍速マイクロモーターとニューマイヤーバーを用いて徹底的に除去し，水平切開より歯冠側を歯根と骨面だけの状態にする（**図5e〜h**）．

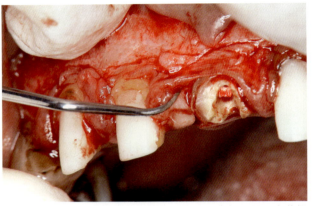

図5e　ユニバーサルキュレットを用いて歯根周囲の肉芽組織を除去する．

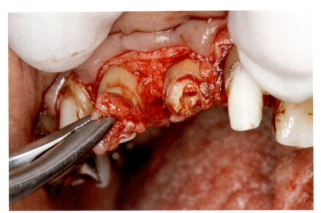

図5f　ロンジャーを用いて肉芽組織をできるだけ一塊で除去する．

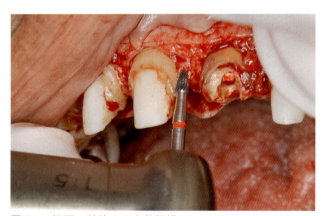

図5g　根面に付着した肉芽組織はニューマイヤーバーを用いて徹底的に除去する．

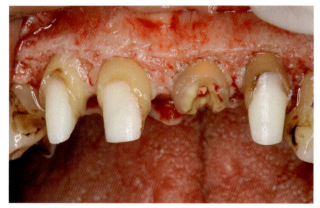

図5h　歯根周囲の肉芽組織を除去し，歯根と骨面だけの状態にする．肉芽組織の除去により，出血量が減少する．

POINT

- 歯根と骨面の付着線維を確実に切離する．
- 肉芽組織はできるだけ一塊で除去する．
- 歯根周囲の肉芽組織を徹底的に除去し，歯根と骨面を露出させる．

6 骨外科処置

　5倍速マイクロモーターとダイヤモンドラウンドバーを用いて骨縁上に3mm以上の健全歯質が露出するように中速，注水下で骨を削除し[34,35]，生理的な骨形態を付与していく[36]．生理的な骨形態とは，セメント-エナメルジャンクション（CEJ）とほぼ相似形なスキャロップ形態であり，前歯で強く，臼歯で緩やかになる．また，骨切除により厚くなった骨は，骨頂で厚みが1～2mm程度になるように形態を修正する．骨外科処置を行った後，ゼックリアバーを用いて歯を傷つけないように根面に残存する骨や軟組織を除去する（**図6a～d**）[37,38]．

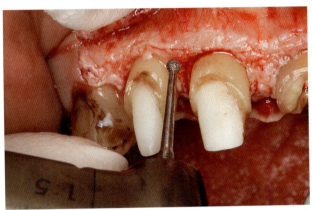

図6a 5倍速マイクロモーターにダイヤモンドラウンドバーを装着し，中速，注水下でCEJとほぼ相似形なスキャロップ形態になるように骨外科処置を行う．

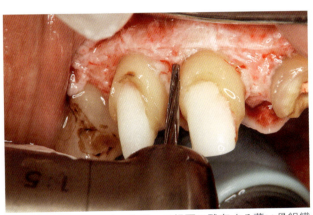

図6b ゼックリアバーを用いて根面に残存する薄い骨組織を除去する．

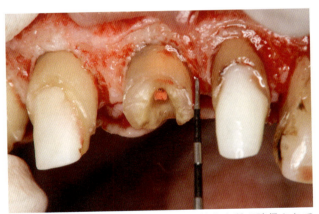

図6c 骨外科処置後．3mm以上の健全歯質が確保されている．

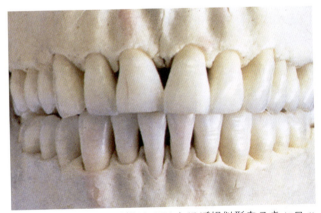

図6d 生理的な骨形態はCEJとほぼ相似形なスキャロップ形態となり，前歯で強く，臼歯で緩やかになる．Myron Nevins, James T. Mellonig（編），小野善弘，中村公雄（監訳）．「ペリオドンタルセラピー．臨床と科学的根拠 vol 1」（東京：クインテッセンス出版，1998）より引用．

POINT

- 骨縁上に健全な歯質が3mm以上確保されるように骨を削除する．
- CEJとほぼ相似形になるように骨形態を付与する．
- 歯根表面には骨や軟組織が残らないように除去する．

7 縫合

　縫合する前に歯肉弁断端を歯槽骨頂に位置づけし，口唇を動かしても歯肉弁が歯冠側に移動しないことを確認する．歯肉弁が歯冠側に移動する場合，減張切開を追加し，歯肉弁が動かないことを確認した後に，4-0シルクの縫合糸とカストロビジョ型持針器を用いて，前歯部では正中から順に左右対称に縫合していく．唇側歯肉弁断端より3mm離れた角化歯肉の位置に外側から縫合針を刺入し，骨膜縫合で歯肉弁断端を骨頂に位置づける[39]．口蓋側は歯肉が厚いため，骨との間に死腔ができないように垂直，水平マットレス縫合を行い，歯肉弁を骨面に適合させる．また，口蓋側は歯槽頂予測切開を行っているため，歯肉弁断端は骨頂に位置づくことになる（図7a～d）．

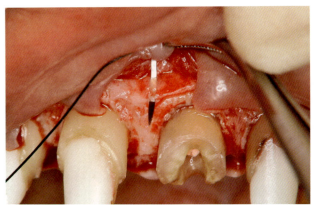

図7a　唇側歯肉弁の断端から3mmの位置に外側から刺入した後に骨膜に縫合糸を通す．

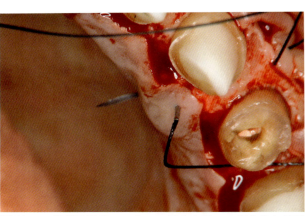

図7b　口蓋側は垂直マットレス縫合を行い，歯肉弁を骨面に適合させる．

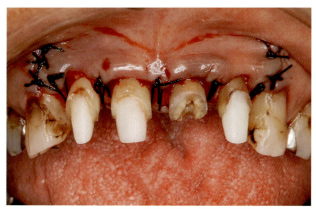

図7c　正中から左右対称に歯肉弁の断端が骨頂に位置づけるように縫合する．縦切開部は後出血しやすいため，歯槽粘膜まで単純縫合を行う．

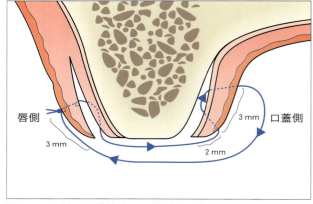

図7d　唇側は骨膜縫合，口蓋側は垂直マットレス縫合を行う．

POINT

- 唇側は骨膜縫合，口蓋側は垂直，水平マットレス縫合を行う．
- 唇側，口蓋側ともに歯肉弁断端を骨頂に位置づける．
- 前歯は正中から左右対称に縫合する（臼歯は遠心から近心へ縫合する）．

第4章 歯周外科のStep by Step

8 歯周パック

　術後，歯間部の骨が露出する場合，歯周パックが必要になる．歯周パックは，創傷部を保護し，疼痛の軽減に効果的である．また，術部を圧迫することで，止血効果も期待できる（**図8a〜f**）．

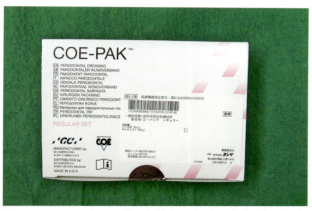

図8a　Coe-Pak（ヨシダ）．創傷部の保護と疼痛の軽減に有効であり，止血効果も期待できる．

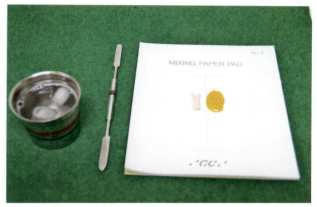

図8b　適量のCoe-Pakと分離剤（中性洗剤）を含んだ冷水，金属スパチュラを用意する．

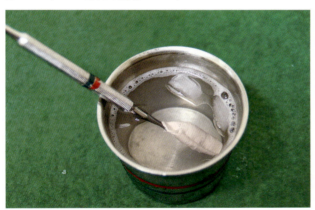

図8c　金属スパチュラで練和し，分離剤（中性洗剤）を含んだ冷水に浸す．

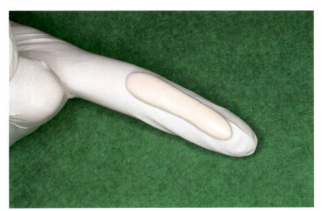

図8d　整形できる程度まで硬化した後，術野の大きさに応じて棒状の形態にする．

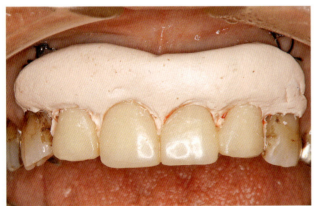

図8e　歯冠部をよく乾燥させ，歯間部の露出骨面と縫合糸が覆われるようにパックを圧接する．パックがある程度硬化した後に，エキスカベータを用いてパック辺縁を整える．

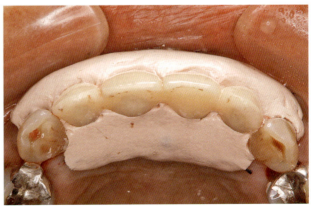

図8f　唇側と口蓋側のパックが歯間部でつながるように圧接し，脱離を防止する．

2 Free gingival graft（FGG）

1 浸潤麻酔

　FGGの場合，術野だけでなく同側口蓋にも麻酔を行う．はじめに大口蓋孔に伝達麻酔を行い，口蓋部に麻酔が効いてきた後に，移植片採取部に浸潤麻酔を行い，麻酔の奏効範囲を拡げていく（**図9 a～c**）．

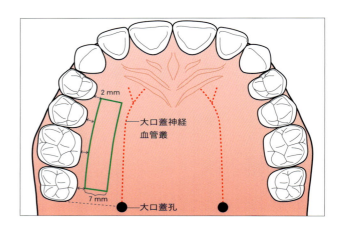

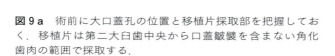

図9 a　術前に大口蓋孔の位置と移植片採取部を把握しておく．移植片は第二大臼歯中央から口蓋皺襞を含まない角化歯肉の範囲で採取する．

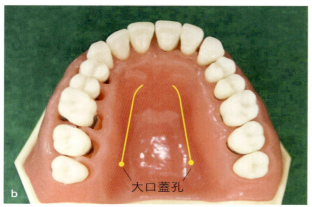
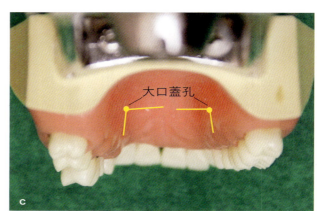

図9 b, c　大口蓋孔は第二大臼歯遠心隣接面付近にあり，歯槽突起部と骨口蓋の移行部に存在する．

2 ボーンサウンディング

　麻酔が十分に効いているか，骨の形態や根分岐部の状態がどのようになっているか，無髄歯では歯根破折していないかなどを確認する（図10a, b）．

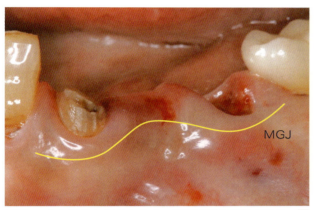

図10a 角化歯肉の幅が少なく，清掃困難な状態である．⌐5は歯肉縁下深くにう蝕が進行していた．

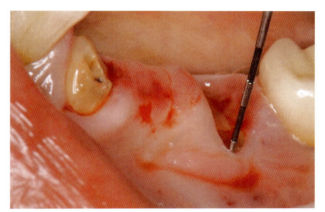

図10b 根面に沿わせて，骨に到達するまでプローブを挿入する．

3 頰側切開・剝離

（1）歯肉溝内切開

　頰側の角化歯肉はすべて切離し，取り除いてしまうため，#15のメスを用いて歯肉溝内切開でライニングを行う（図11a, b）．

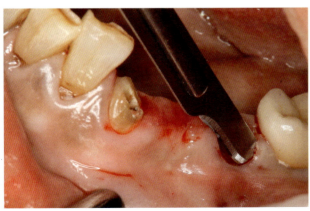

図11a 歯肉溝内に切開線を設定し，ライニングを行う．

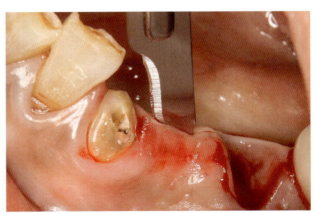

図11b 欠損部の切開は角化歯肉の範囲内で行い，遠心から近心にメスを進める．

（2）部分層弁の形成

骨面上に骨膜を残しながらMGJの1mm手前まで#15のメスを根尖側に進めていく（**図11c**）．FGGの場合，歯肉弁は切り離してしまうため，APFよりも歯肉弁は薄く，骨膜ができるだけ厚くなるように部分層弁を形成する（**図11d**）．

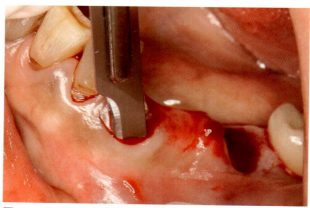

図11c 骨面上に骨膜を残した状態でMGJの1mm手前までディープニングを行う．

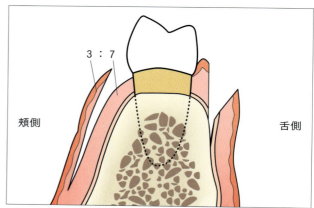

図11d 歯肉弁よりも骨膜が厚くなるようにメスを進める．FGGではパーフォレーションは問題にならないが，骨面上に骨膜を残すことが重要である．

（3）縦切開

下顎臼歯部では，オトガイ神経を損傷しないように注意しながら，MGJを根尖側に3〜5mm越えるところまで縦切開を加える（**図11e**）．

（4）減張切開

縦切開の粘膜部からメスを挿入し，根尖側から歯冠側に切り上げ，部分層弁で剥離する．頬側歯肉弁の内面に減張切開を行い，受容床の高さが10mm程度になるように形成する（**図11f**）．

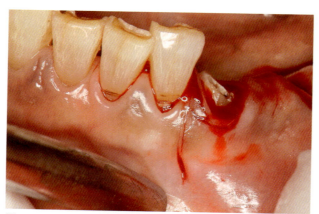

図11e オトガイ孔に注意しながらMGJを3mm程度越えるように縦切開を加える．

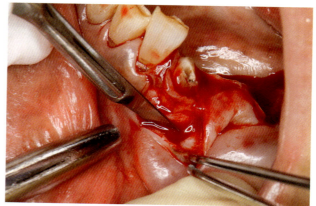

図11f 骨膜面が10mm程度露出するように減張切開を加える．

（5）歯肉弁の切離

MGJから根尖側に3mm越えた位置で，はさみやメスを用いて頬側の歯肉弁を切離する（図11g, h）.

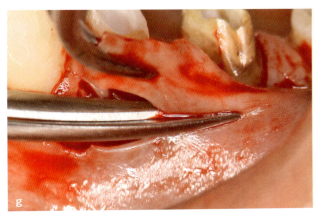
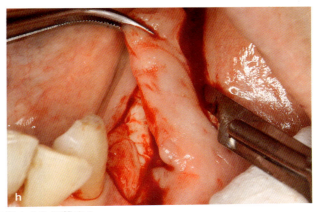

図11g, h MGJを3mm程度越えた位置で，はさみやメスを用いて歯肉弁を切離する．

（6）受容床形成

骨膜と移植片の間に死腔ができないように，ティッシュニッパーを用いて骨面上の骨膜が均一な厚みになるように調整する．また，骨膜上に可動性線維が残らないようにすることで，採取した移植片を動かないように固定することができる．その結果，移植片の高い生着率が期待できる（図11i, j）[40,41].

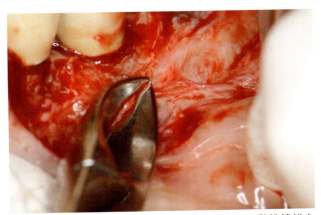
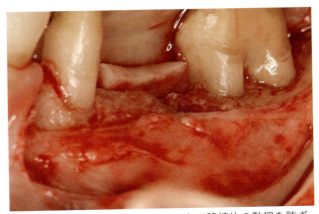

図11i ティッシュニッパーを用いて骨膜上の可動性線維を除去し，均一な厚みになるように調整する．

図11j 骨膜を均一な厚みにすることで移植片の動揺を防ぎ，生着しやすくすることができる．

POINT

- 骨膜はAPFよりもやや厚めに残す．
- MGJを3mm越えた位置ではさみやメスを用いて歯肉弁を切離する．
- 骨膜上の可動性線維を除去し，移植片が動かないように固定する．

4 舌側切開・剥離

（1）歯槽骨頂予測切開

歯肉辺縁から"ボーンサウンディング値－1 mm"の長さを離してライニングを行い，骨に到達するまでメスを進める（図12a, b）．下顎舌側で角化歯肉の量が少ない場合は，角化歯肉が3 mm以上温存できるように歯肉辺縁切開を行う．

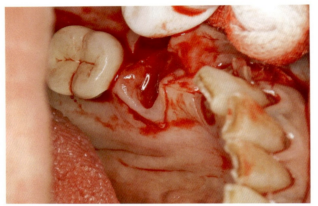

図12a 歯肉辺縁から"ボーンサウンディング値－1 mm"離した位置に切開線を設定する．下顎舌側で角化歯肉が少ない場合には，角化歯肉を温存することを優先する．

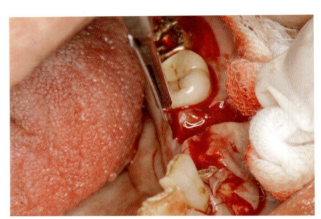

図12b 歯肉の厚みが薄くなるようにメスの角度を調整し，骨に到達するまでメスを進める．

（2）舌側歯肉の剥離

舌側は歯肉弁が移動しないようにMGJを越えない位置まで剥離する．骨外科処置ができるように約2 mmの骨が露出するように全層弁で剥離する（図12c, d）．

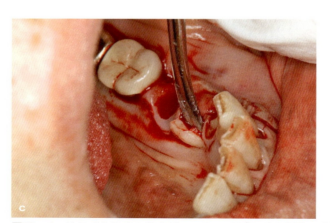

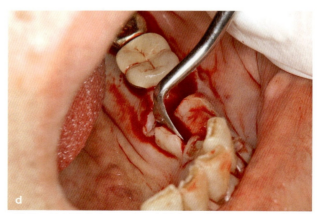

図12c, d ラスパトリウムやキドニーシェイプナイフを用いて2 mm程度の骨が露出するように全層弁で剥離する．下顎舌側は歯肉弁が移動しないようにMGJを越えない位置まで剥離する．

第4章 歯周外科のStep by Step

5 掻爬

（1）根面との付着線維の切離
#15のメスやスピアーシェイプナイフを用いて根面から付着線維を切離する（図13a）．

（2）骨面との付着線維の切離
骨面が約2mm露出するように骨面に対して水平に切開を加える．骨面と骨膜の間にスピアーシェイプナイフを挿入し，骨面との付着線維を切離する（図13b）．

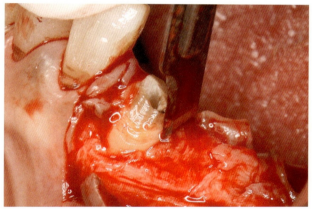

図13a　#15のメスを用いて歯肉溝内切開を行い，根面と付着した線維を切離する．

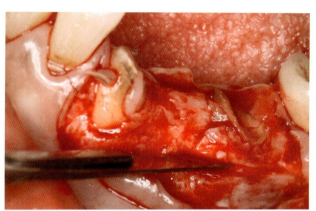

図13b　#15のメスで骨頂から2mm根尖側に骨に到達するまで水平切開を加える．

（3）肉芽組織の除去
ユニバーサルキュレットやロンジャー，ニューマイヤーバーを用いて，歯根周囲の肉芽組織を除去する（図13c, d）．

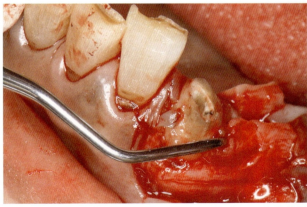

図13c　ユニバーサルキュレットを用いて切離された歯根周囲の肉芽組織を除去する．

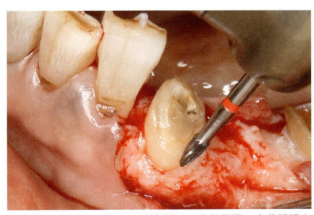

図13d　ニューマイヤーバーを用いて歯根周囲の肉芽組織を除去する．

6 骨外科処置

骨縁上の健全歯質が 3 mm 未満の場合，ダイヤモンドラウンドバーを用いて歯根周囲の骨を削除し，3 mm 以上の健全歯質を確保する．次に，周囲の骨を削除しながら生理的な骨形態を付与していく．最後に，ゼックリアバーを用いて低〜中速，注水下にて歯根表面の骨を除去する（図14a〜e）．

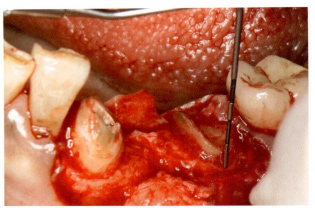

図14a　骨縁上の健全歯質は 3 mm 未満である．

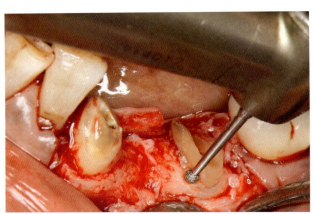

図14b　ダイヤモンドラウンドバーを用いて骨縁上に 3 mm 以上の健全歯質を獲得する．

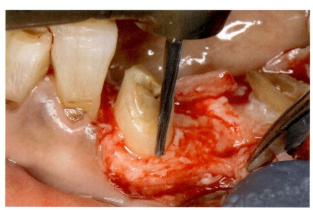

図14c　ゼックリアバーを用いて根面に残存する骨を除去する．

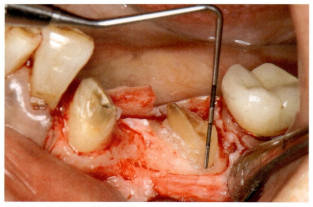

図14d　骨縁上に健全歯質が 3 mm 以上確保され，生理的な骨形態が付与されている．

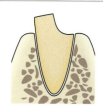

①骨縁上の健全歯質が 3 mm 未満である

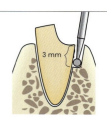

②ダイヤモンドバーを用いて骨縁上に 3 mm 以上の健全歯質が露出するように骨を削除する

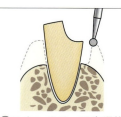

③ラウンドバーで生理的骨形態を付与する

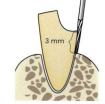

④ゼックリアバーで根面に残存する骨を除去する

図14e　骨外科処置のステップ．

6-1 遊離歯肉移植片の採取

（1）外形線の設定

移植片は術後，3割程度収縮するといわれている．そのため，移植片の大きさは近遠心幅を術部の近遠心より少し長めにし，幅は7mmにすることで，最終的に5mm程度の幅の角化歯肉が生着することになる．

採取したい移植片と同じ大きさの型紙を準備し，上顎口蓋側にあてがい，#15のメス刃で外形線をライニングする（**図15a, b**）．また，大口蓋孔や大口蓋神経血管叢を損傷しないように採取することが重要である．

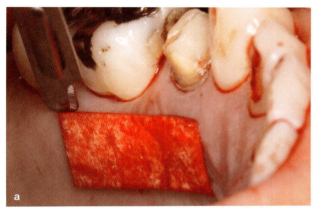
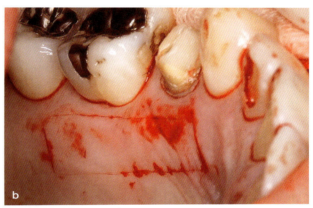

図15a, b 採取したい移植片と同じ大きさの型紙を参考に#15のメスで外形線をライニングする．

（2）移植片の採取

移植片が壊死しないように厚みは1mm程度確保する[42,43]．厚さ1mmの移植片を#15のメスを用いて採取する（**図15c, d**）．

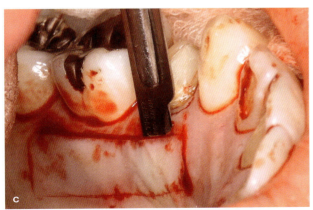
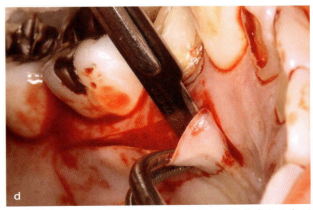

図15c, d 移植片が1mm程度の厚みになるように#15のメスを用いて採取する．厚みが一定になるように，透け具合をみながらパーフォレーションしないようにメスを進めていく．

（3）トリミング

採取した移植片が厚い場合や脂肪組織が多い場合，均一な厚みに調整する．口蓋皺襞が含まれる場合は，メスで平坦に除去しておく（**図15e**）．採取した移植片は生理食塩水に浸したガーゼで包み，乾燥しないように注意する．

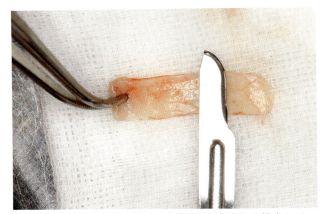

図15e 移植片に脂肪組織や口蓋皺襞が含まれる場合には，メスで除去する．

（4）採取部位の止血

移植片の採取部は，創傷治癒の促進，血液の凝固を目的に，炭酸ガスレーザーを照射するようにしている．テルダーミス（オリンパステルモバイオマテリアル）を術部に被覆し，シルクの縫合糸を用いて固定する（**図15f〜i**）．

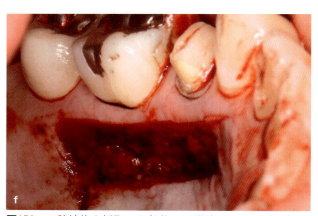
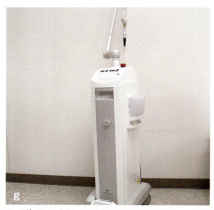

図15f, g 移植片を採取した部位には炭酸ガスレーザー（オペレーザーPRO，ヨシダ）を照射して血液の凝固を図る．炭酸ガスレーザーを照射することで創傷部の治癒を促進することが期待できる．

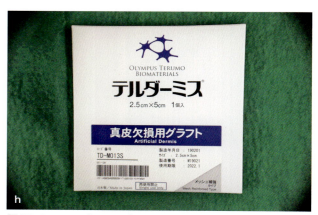
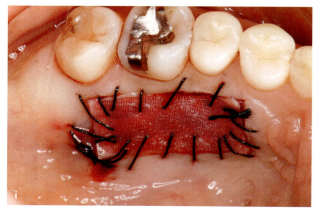

図15h, i テルダーミス（オリンパステルモバイオマテリアル）を移植片より少し大きめに切り取り，全周にわたり縫合し止血を図る．テルダーミスを用いることで，術後の疼痛を軽減することができる．

7 縫合

　縫合する前に採取した移植片を骨頂に位置づけし，頬粘膜を動かしても移植片が移動しないことを確認する．移植片が移動する場合は減張切開を追加する．4-0シルクの縫合糸を移植片中央に刺入し，骨膜縫合を用いて移植片の上端を骨頂に位置づけする[44]．

　舌側は歯肉弁断端から3mm離れた角化歯肉内に，外側から刺入し，8の字縫合を行う．さらに，頬側根尖部の骨膜組織を利用し，水平マットレス縫合により移植片と受容床の適合を良くし，移植片を固定する（**図16a〜d**）．

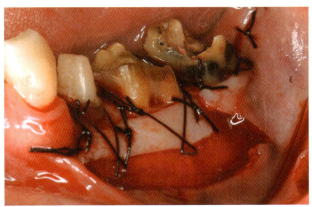

図16a 頬粘膜を動かしても移植片が動かないことを確認する．移植片の上端が骨頂に位置づくように縫合する．

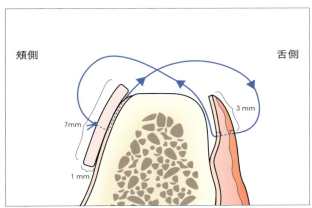

図16b 歯間部は骨膜縫合で移植片を位置づける．舌側は外側から刺入し，8の字縫合を行う．

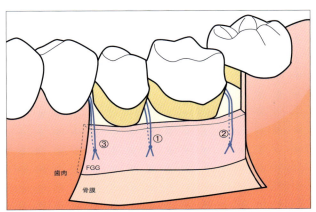

図16c はじめに移植片中央に刺入し，骨膜縫合を用いて移植片を固定する．次に遠心，近心の順に骨膜縫合を行う．

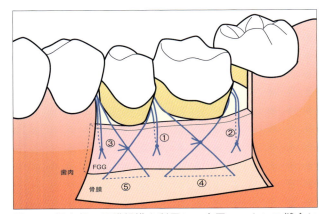

図16d 根尖部の骨膜組織を利用し，水平マットレス縫合により移植片と受容床の適合を良くする．

8 歯周パック

　FGGでは，歯間部の骨が露出するため，歯周パックが必要となる．歯周パックは，術後の疼痛の軽減と止血効果が期待できる．移植片の生着を阻害しないように，歯周パックが脱離しないようにすることが重要である．

3 Tissue attachment therapy（TAT）

1 浸潤麻酔

表面麻酔の後，歯槽粘膜から唇側歯間乳頭，口蓋側歯間乳頭へと浸潤麻酔を拡げる（**図17a, b**）．

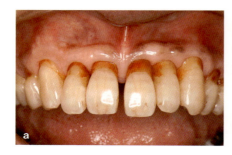
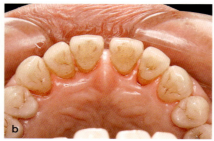

図17a, b　術前正面観，咬合面観．

2 ボーンサウンディング

麻酔が効いているか，骨形態がどのようになっているかを確認する（**図18a, b**）．

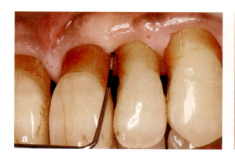
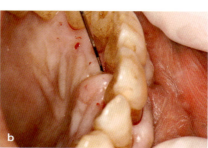

図18a, b　根面に沿わせて骨に達するまでプローブを挿入し，骨形態を把握する．

3 唇側切開・剥離

（1）歯肉辺縁切開

切開線は，う蝕の深さや角化歯肉の量，審美性などを考慮しながら，理想的な歯肉ラインになる位置に，歯肉辺縁切開でライニングを行う．ディープニングはメスの角度を根面と平行に骨に達するまで進める．スキャロップはやや強めの切開線として，歯間乳頭部の組織をできるだけ温存させる．歯肉弁が移動しないように，縦切開は入れない（**図19a, b**）．

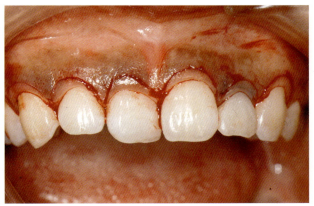

図19a 術前の歯冠長は短く，歯肉ラインに不調和を認める場合，理想的な歯冠長になる位置に歯肉辺縁切開を行い，歯肉ラインの左右対称性の獲得を図る．

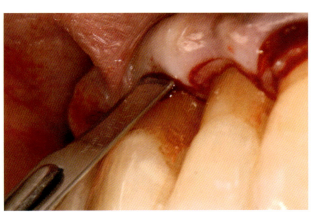

図19b 根面と平行に #15のメスが骨に達するまでディープニングを進める．歯間部も根面と平行にメスを進め，歯間乳頭部の組織を温存する．

（2）唇側歯肉の剥離

ラスパトリウムを用いて2mm程度の骨が露出するように唇側歯肉を全層弁で剥離する．歯肉弁が移動しないように剥離はMGJを越えない（**図19c, d**）．

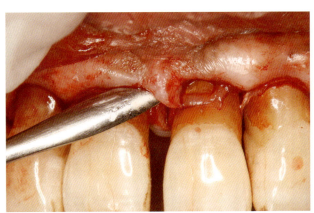

図19c 歯間乳頭部の歯肉をラスパトリウムの先の細いほうで剥離する．

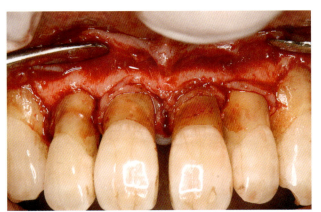

図19d ラスパトリウムの幅の広いほうで歯肉弁をMGJを越えないように剥離する．

4 口蓋側切開・剥離

（1）歯肉辺縁切開

歯肉辺縁から1mm程度離れた位置に切開線を設定する（図20a）．口蓋側は歯肉が厚いため，歯肉の厚みが薄くなるようにメスの角度を調節して骨に達するまでディープニングを行う（図20b）．

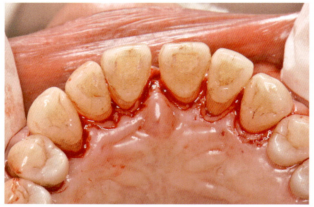

図20a　歯肉辺縁から1mm離れた位置に切開線を設定する．

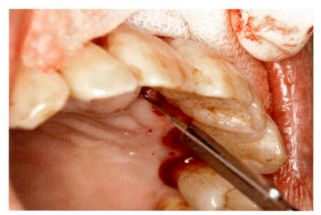

図20b　#15のメスを歯肉の厚みが薄くなるように骨に達するまで進める．

（2）歯肉の剥離

ラスパトリウムやキドニーシェープナイフを用いて骨外科処置に必要な量（5mm程度）だけ全層弁で剥離する（図20c, d）．

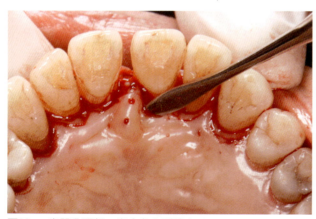

図20c　歯間乳頭部の歯肉弁を剥離する．

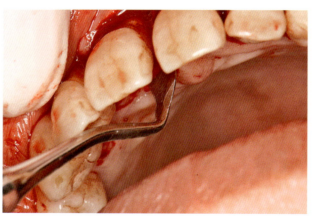

図20d　口蓋歯肉は厚く硬いため，キドニーシェイプナイフを用いて骨が5mm程度露出するように全層弁で剥離する．

第4章 歯周外科のStep by Step

5 掻爬

（1）根面と付着線維の切離
　#15のメスやスピアーシェイプナイフを用いて根面から歯周組織を完全に切離する（図21a, b）．

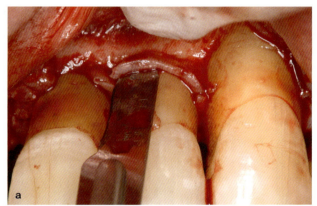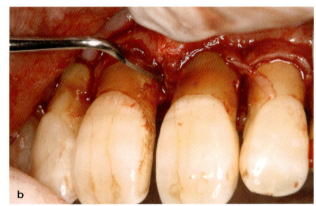

図21a, b　#15のメスを用いて歯肉溝内切開を行う．隣接面はスピアーシェイプナイフを用いて根面との付着線維を切離する．

（2）骨面との付着線維の切離
　スピアーシェイプナイフを用いて歯間部歯肉の骨面との付着線維を完全に切離する（図21c）．

（3）肉芽組織の除去
　ユニバーサルキュレットやニューマイヤーバーを用い，歯根周囲の肉芽組織を除去する（図21d）．

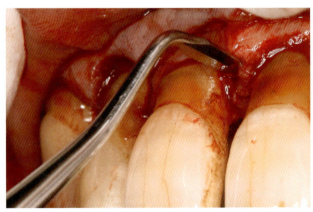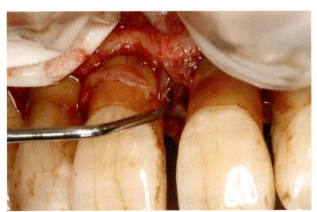

図21c　スピアーシェイプナイフを歯間部歯肉と骨面の間に挿入し，付着線維を切離する．

図21d　ユニバーサルキュレットを用いて切離された歯根周囲の肉芽組織を除去する．

6 骨外科処置

　上顎前歯部では，健全歯質の確保に必要な骨の切除量と審美性を考慮した骨の切除量の両方の視点から評価し，骨外科処置を行うことが求められる．

　日本人の上顎中切歯の平均的歯冠長が10〜11mm[45]，生物学的幅径に必要な健全な根面は2〜3mm[9]であることを考慮して，中切歯切端から約13mm根尖側に骨レベルを位置づけることができれば，審美的に適正な歯冠長を獲得することができる．

　また，上顎前歯部の骨のスキャロップ形態はCEJとほぼ相似形であるが，フェノタイプがthin-scallopでは強く，thick-flatでは緩やかに調整する．さらに，スキャロップ形態の最下点を中心よりやや遠心側にすることで，天然歯に近い歯肉ラインを獲得することができる（図22）．

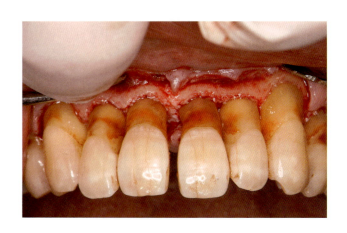

図22 骨外科処置後，CEJとほぼ相似形に左右対称にスキャロップ形態を付与する．骨を削除しすぎると歯冠長が長くなってしまうため，注意が必要である．

■前歯部における骨外科処置の留意点

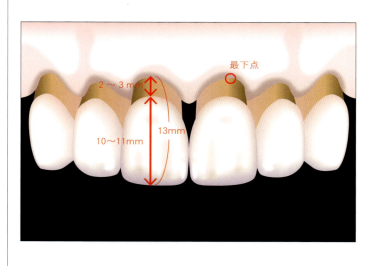

- 骨縁上に3mm以上の健全歯質を確保する．
- 審美的に適正な歯冠長になるように骨レベルを設定する．
- CEJとほぼ相似形に左右対称なスキャロップ形態を付与する．
- フェノタイプに調和した骨のスキャロップ形態を付与する（thin-scallopは強く，thick-flatは緩やかになる）．
- スキャロップ形態の最下点は中心からやや遠心側に調整する．
- 歯間部骨頂の高さは，正中がもっとも高く遠心ほど低い．
- 唇側骨を保存する（パラタルアプローチ）[46,47]．
- 歯冠—歯根比を考慮する（臨床歯根の長さ）．

7 縫合

4-0のシルクの縫合糸を用いて，前歯部では正中から順に左右対称に単純縫合を行う．唇側は歯肉弁断端より3mm離れた角化歯肉内に外側から刺入する．口蓋側は内側から外側に縫合糸を通し，唇側で結紮する（図23a〜d）．

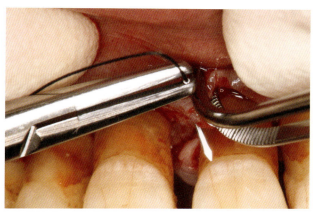

図23a 唇側は歯肉弁の断端3mmの位置に外側から刺入する．

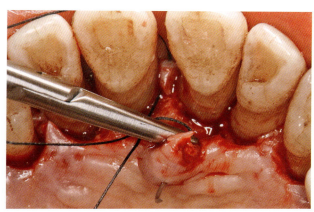

図23b 口蓋側は内側から外側に縫合糸を通す．

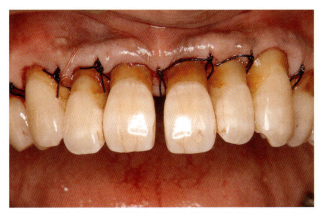

図23c 正中から左右対称に歯肉弁が元の位置になるように単純縫合を行う．

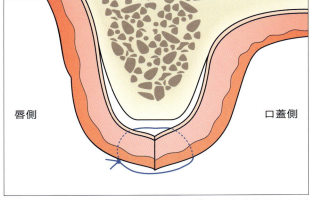

図23d 唇側の歯肉弁断端より3mm離れた角化歯肉内に刺入する．口蓋側は歯肉弁の内側から針を通し，唇側で結紮する．

8 歯周パック

TATでは基本的にパックは必要としないが，歯肉の切除量が多く，術後に骨が露出している場合，歯周パックを行い疼痛の緩和を図る必要がある．

4 外科用器具・材料

本章で用いた外科用器具と材料を紹介する.

1. デンタルプローブ

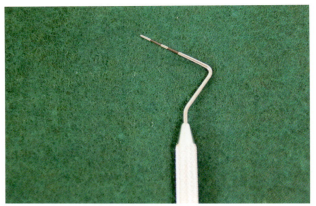

カラーコードプローブ片頭CP11(ヒューフレディ・ジャパン)

2. #15メス

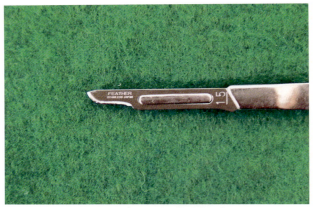

フェザー替刃メス No15(フェザー安全剃刀)

3. #12メス

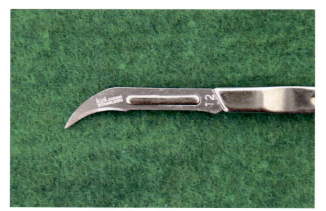

KAI替刃メス No12(KAI)

4. ピンセット

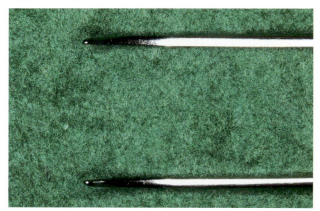

無鈎ピンセット #4105(マイクロテック)

第4章 歯周外科のStep by Step

5．ラスパトリウム

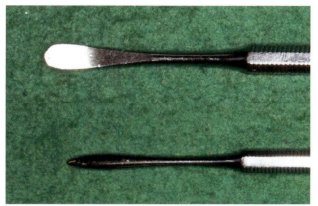

骨膜剥離子（ペリオスチール） #6367（マイクロテック）

6．キドニーシェイプナイフ

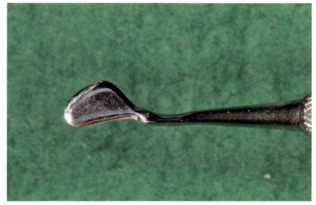

HFペリオドンタルナイフゴールドマンフォックス #7（ヒューフレディ・ジャパン）

7．スピアーシェイプナイフ

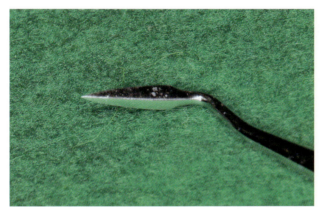

HFペリオドンタルナイフゴールドマンフォックス #11（ヒューフレディ・ジャパン）

8．ユニバーサルキュレット

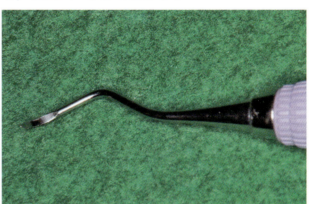

ユニバーサルキュレット コロンビア大学型 4R/4L（ヒューフレディ・ジャパン）

9．ロンジャー

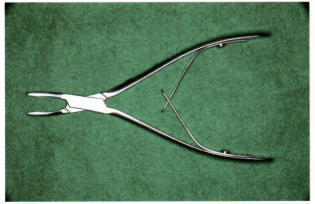

ロンジャー（破骨鉗子） #4111（スマートプラクティスジャパン）

10．ティッシュニッパー

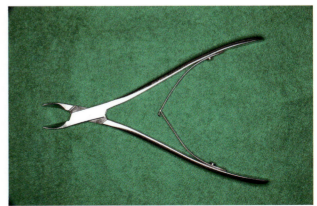

ティッシュニッパー 3439/13（スマートプラクティスジャパン）

11．ニューマイヤーバー

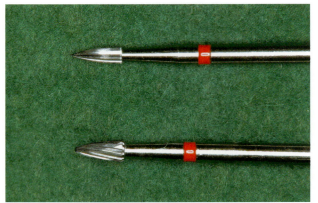

H390-016 カーバイトバー（中），H246-012 カーバイトバー（小）（コメット）

12．ゼックリアバー

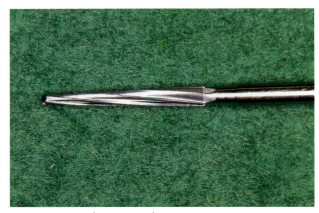

ゼックリアバー（メルファー）

13．ダイヤモンドラウンドバー

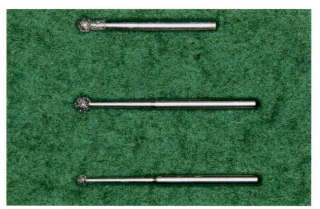

SF-023XL ダイヤモンドバー（大），SF-016XL ダイヤモンドバー（小）（日向和田精密）

14．4-0シルク縫合糸

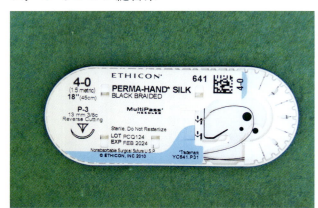

エチコン641G（ジョンソン・エンド・ジョンソン）

15．カストロビジョ

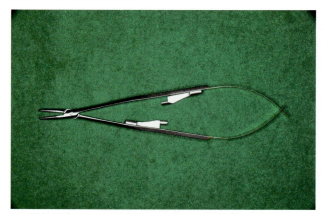

TC持針器（シュベルト）2002-6（スマートプラクティスジャパン）

16．はさみ

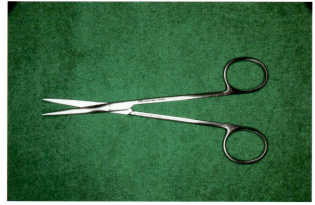

歯肉バサミ（ガムシーザース）#4030（スマートプラクティスジャパン）

第 5 章 歯周外科処置後の進め方

69	**1** 歯周外科処置後の注意事項
69	**2** 咬頭削除, 咬合回復の時期
70	**3** 抜糸
71	**4** 歯周パック
72	**5** ブラッシング
73	**6** リマージン, 支台築造の時期
74	**7** 最終形成

歯周外科処置後の進め方

　歯周外科処置後において重要なことは，外科術式それぞれの特徴を理解し，術後経過期間や治癒状態に応じて適切に管理することである．とくに歯肉縁下う蝕の治療には補綴治療を要することが多く，術式の違いによる組織の治癒形態を把握し，患者個々の組織の反応をみながら補綴治療を進めていくことが求められる．

　本章では，歯周外科処置後から最終補綴装置を装着するまでの進め方について解説する．

■術後管理の流れの目安

	APF	FGG	TAT
術直後	歯周パック，咬頭削除		（歯周パック）
1週後	抜糸，再歯周パック	洗浄，再歯周パック	抜糸，ソフトブラシによるセルフケア
2週後	歯周パック除去 ソフトブラシによるセルフケア	抜糸，再歯周パック	
3週後		歯周パック除去 ソフトブラシによるセルフケア	
1～2か月後	咬合回復 支台築造		
2～3か月後	歯肉縁上1mmまでリマージン		
4か月後	歯肉縁までリマージン		
6か月後	歯肉縁下まで最終形成		

第5章 歯周外科処置後の進め方

1 歯周外科処置後の注意事項

1）出血について

術後の出血に対して，うがいを頻繁に行うと出血しやすく止血しにくくなるため，当日はあまりうがいをしないように指導する．万が一，出血してきた場合は患者自身で圧迫止血を行えるように，清潔なガーゼを渡しておくと安心である．また，血流がよくなると，出血しやすくなるため，長風呂やお酒を控えるように伝える．

2）痛みについて

術直後に鎮痛剤を服用し，麻酔が切れ始めるころに鎮痛剤が効いてくるようにしておくと痛みを軽減することができる．術後に痛みを感じる場合は鎮痛剤を服用するように，また抗生物質は体に変調（腹痛・下痢・湿疹）がない限り，処方された日数分を必ず服用するように指導する．

3）腫れ・内出血斑

処置を行った周囲に腫脹や内出血斑（青あざ）が出ることがある．腫脹のピークは術後2〜3日後であり，内出血斑は1〜2週間残ることがあるため，日常生活に支障が出る可能性を説明しておくことが必要である．術後の腫脹や内出血斑をできるだけ抑えるためには，処置当日のみ術部をよく冷やしてもらうように指示する．

4）その他

感染や創傷治癒の遅延を防ぐため，術部を指や舌で触らないよう注意する．また，麻酔が効いた状態で食事をすると頬や口唇を噛んでしまうため，食事は麻酔が切れてから行うように伝える．

2 咬頭削除，咬合回復の時期

術後の疼痛緩和，歯周組織の安静を目的に，術歯のプロビジョナルレストレーションの咬頭を削合しておく．とくに術後1週間は患歯が浮いたような感じになるため，咬合させないようにしておくことで咬合時痛を軽減することができる（**図1a**）．また，術歯を安静にすることで，術後の治癒も良好に経過することが期待できる．しかし，咬合しない期間が長期にわたると顎関節症を誘発したり，患歯以外の歯に咬合性外傷を生じる可能性があるため，術後1か月後くらいを目安に咬合回復を行う（**図1b**）．

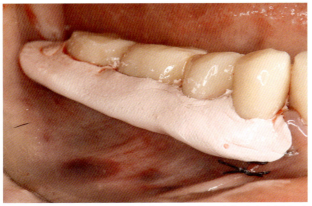

図1a APF術直後の状態．術後の疼痛と咬合時痛を緩和するため咬頭を削除する．

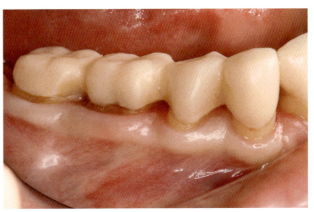

図1b 術後1か月後に機能咬頭に即時重合レジンを盛り足し，咬合回復を行う．

3 抜糸

　縫合に絹糸を用いた場合，プラーク付着による感染を予防するため，抜糸は通常1週間後に行う．ただし，患者の疼痛が強い場合，1週後は洗浄のみ行い2週目以降に抜糸を行うこともある．また，FGGでは移植片の生着を阻害しないように2週間後に抜糸を行う．抜糸時は，流動性の高い表面麻酔剤を塗布し（図2a～c），痛みの少ない状態でよく切れるセラミック製のはさみを使用するようにしている（図2d）．抜糸の注意点は，縫合糸に付着したプラークが組織内に侵入しないようにすることである（図2e, f）．

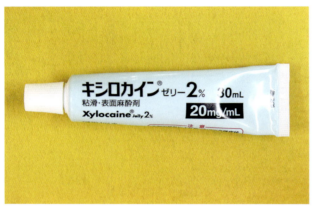

図2a　キシロカインゼリー（アスペンジャパン）．流動性があり抜糸時の使用に適している．

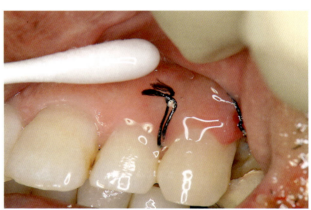

図2b　抜糸時の痛みを軽減するため，表面麻酔剤を塗布する．

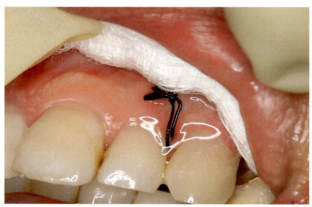

図2c　ガーゼを置き，表面麻酔剤が口腔内に流れないようにして2分程度待つ．

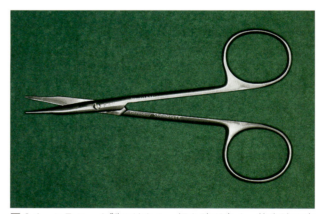

図2d　セラミック製のはさみ．切れ味が良く，抜糸時の痛みを軽減できる．

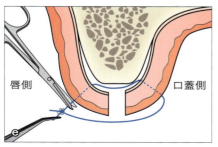

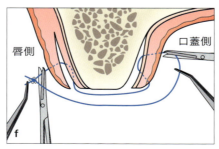

図2e, f　口腔内に露出した絹糸に付着したプラークが組織内に侵入しないように抜糸する．抜糸時には縫合糸を少し引っ張り，プラークの付着していない部分をカットする．TAT（e）では頬側1か所，APF（FGG）（f）では唇側と口蓋側の2か所で縫合糸を切ってから抜糸する．

4 歯周パック

　APFとFGGでは，術直後は歯間部の歯槽骨が露出するため歯周パックを必ず行う．とくに術後1〜2週は歯肉弁や移植片と骨膜上の結合組織との血管吻合において重要な時期であると報告されており[48〜53]，この時期の歯周パックの緩みや脱落は組織の生着を阻害するおそれがあるため，緩まない歯周パックを行うことが求められる．

　歯周パックは1週間ごとに取り外し，術部を確認する．歯周パックが必要なくなる時期は歯周組織の治癒や患者の疼痛，出血の有無などをみながら決定する．歯周パックを取り除く時期の目安として，患者の疼痛や不安が軽減していること，歯肉から容易に出血しないこと，患者が極端な知覚過敏や息漏れによる発音障害などを訴えないことなどを目安にしている．FGGはAPFより歯肉の治癒に時間がかかるため，歯周パックを取り外す時期は1週間程度遅くなる（**図3 a〜f**）．

術後1週　　　　　　　　　　　　　　　　　　　術後2週

APF
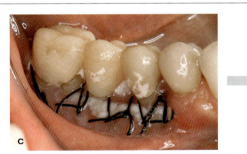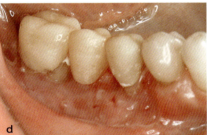

図3 a, b　APFは術後2週間程度，歯周パックが必要である．

FGG
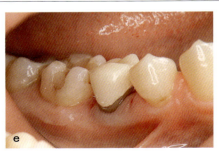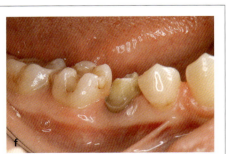

図3 c, d　FGGはAPFに比較して約1週間治癒が遅い．そのため，歯周パックは3週間程度必要になる．

TAT

図3 e, f　TATは治癒が早く，歯周パックを行った場合，術後1週間で歯周パックを除去することができる．

5 ブラッシング

　歯周パックをしている間はブラッシングができないので，洗口剤によるうがいを指導する．しかし，術部以外のブラッシングをしっかりと行うこと，とくに対合歯の咬合面にはプラークが多量に付着することが多いため，確認して清掃指導を行うことが必要である．歯周パック除去後はソフトブラシによるセルフケアを開始する（図4 a～c）．歯肉の発赤が軽減したところで，通常の歯ブラシやワンタフトブラシに変更する（図4 d, e）．歯間部は治癒にもっとも時間がかかるため，完全に発赤が消失し，上皮化を確認できてから歯間ブラシの使用を再開する．

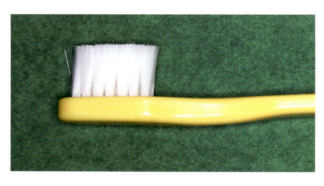

図4a　PHB RX ウルトラスワーブプティ（ティーアンドケー）．毛質が柔らかく，歯肉に負担をかけずにブラッシングができる．

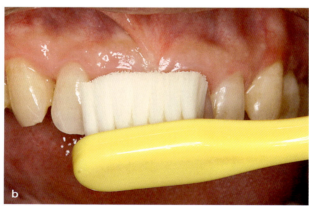

図4 b, c　根尖側から歯冠側に向かってロールするように歯ブラシを動かす．ブラシ圧は弱く，横磨きはしないように指導する．

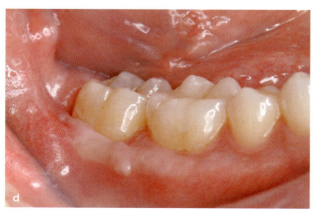
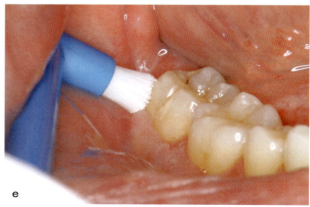

図4 d, e　APF後1か月，普通ブラシでは清掃しにくい部位には，ワンタフトブラシを用いて術歯を清掃する．

6 リマージン，支台築造の時期

　プロビジョナルレストレーションのマージンが不適合であるとプラークコントロールしにくくなるため，プロビジョナルレストレーションを外せる1～2か月後を目安にマージン調整を行う．歯周外科処置を行う前に完全にう蝕が取り除けた場合，歯根破折の予防やプロビジョナルレストレーションの脱離防止を目的にファイバーポストコアの築造を行うことが望ましい．ただし，完全にう蝕除去が困難な場合は，歯周外科処置を行い，完全にう蝕を除去した後，プロビジョナルレストレーションを外すことが可能な1～2か月後にファイバーポストコアを築造する（**図5 a, b**）．術後2か月では，生物学的幅径を侵襲しないようにフィニッシュラインは歯肉縁から最低1mm離しておく（**図5 c, d**）．歯肉縁までマージンを近づけることができるのは術後4か月以降である（**図5 e, f**）．

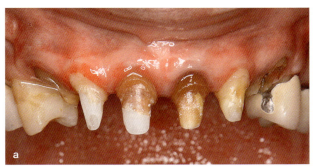
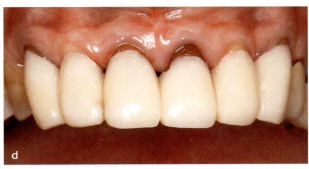

図5 a, b APF後1か月．3|3にファイバーポストを築造し，マージン調整を行う．

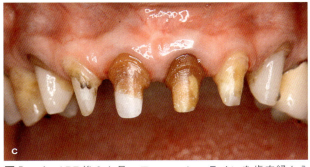

図5 c, d APF後2か月．フィニッシュラインを歯肉縁から1mm以上離した位置にリマージンを行い，下部鼓形空隙をつめていく．

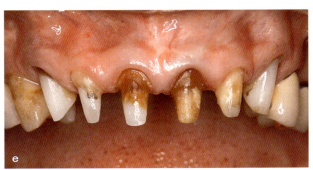
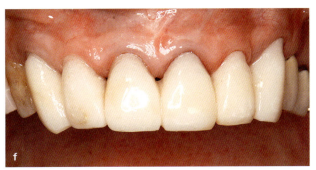

図5 e, f APF後4か月．歯肉縁上0.5mmまでフィニッシュラインを近づけていき，プロビジョナルレストレーションを最終補綴装置の形態に仕上げていく．

7 最終形成

　歯肉縁下う蝕処置後には，補綴治療を行うことが多い．補綴治療を成功に導くためには，時期に応じてクラウンマージンの位置を設定していくことが重要である．APFとFGGは，歯肉辺縁の位置が術直後にいったん骨頂に位置づけられる．そこから少しずつ歯冠側方向に歯肉辺縁が移動し，生物学的幅径が構築される位置で歯肉辺縁が安定する．歯肉辺縁の位置の変化について，生物学的幅径を考慮すると，骨頂から約3mm歯冠側に増殖すると考えられている．歯肉の厚みは，歯種や部位，個人

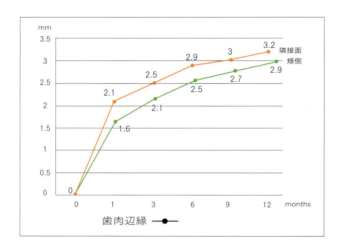

図6　APF後の歯肉の歯肉辺縁の位置変化．術後1か月までは急激に歯肉の厚みが増大し，6か月くらいまで継続する．6か月以降の歯肉の変化量は少なく，歯肉の位置は安定する．

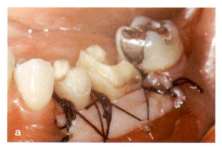 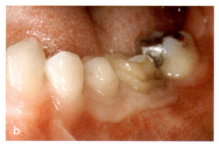 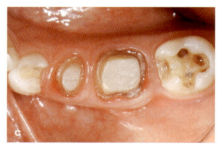

図7 a〜c　FGG直後（**a**），4か月後，フィニッシュラインが歯肉縁上の時は，歯肉に炎症を認めない（**b**）．6か月後，最終形成の時期が早すぎる，あるいはフィニッシュラインの設定が深くなると，生物学的幅径が侵され，歯肉の炎症が消失しないことがあるため注意が必要である（**c**）．

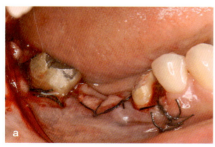 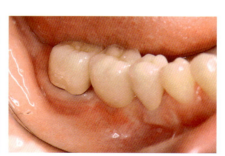 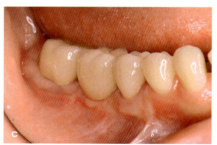

図8 a〜c　APF直後（**a**），6か月後，最終補綴装置装着時（**b**），10か月後（**c**）．7⏋のフィニッシュラインの設定が浅すぎて最終補綴装置装着時に補綴装置マージンが露出した場合でも，歯肉の増大は緩やかであるものの1年以上続くと報告されており，術後の経過を観察していると徐々にマージンが歯肉縁下に隠れていくことを経験する．

第5章 歯周外科処置後の進め方

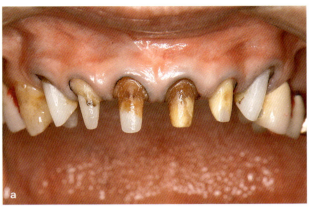
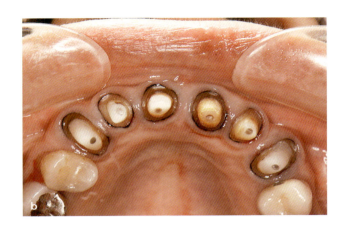

図9 a, b　APF後6か月．歯肉圧排後，最終形成を行う．

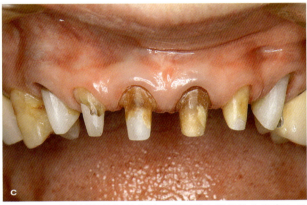
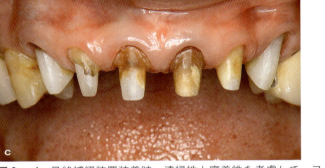

図9 c, d　最終補綴装置装着時．清掃性と審美性を考慮して，フィニッシュラインは歯肉縁下0.5mmの位置に設定した．

差があり，van der VeldenらはAPF後3年で歯間乳頭部にて4.33mm増大すると報告している[10]．また，Pontrieroらは，術後1か月の歯肉の増大量はとくに大きく，6か月以降は緩やかになり比較的安定すると報告している（図6）[54]．最終形成の時期が早すぎると，再度，生物学的幅径を侵襲してしまうおそれがあるため，歯肉縁下へフィニッシュラインを設定する時期は6か月以降が望ましいと考えている（図7，8）．クラウンマージンの位置設定において，歯肉退縮によるマージンの露出を予防するために歯肉溝内の深い位置に設定しがちになる．しかし，フィニッシュラインが深くなれば，形成や印象などの補綴作業や補綴装置の適合の確認が困難になる．また，セメントの取り残しにより補綴装置の予後が不確かなものになる可能性が高い．APFやFGGを行う

と，術後の歯周組織は生物学的幅径が確立されると考えられているため，支台歯周囲は歯肉退縮しにくい歯周環境が得られる．そのためクラウンマージンの位置は歯肉溝内の浅い位置，臼歯部では歯肉縁下0.2～0.3mmに設定するようにしている．前歯部では審美性を考慮して歯肉縁下0.5mmの位置にフィニッシュラインを設定するようにしている（図9a～d, 10a～o）．

一方，TAT後の歯周組織は深い歯肉溝というやや不安定な付着様式になるため，経年的に歯肉が退縮する危険性がある．そのため，術後6か月以降の十分な治癒期間の後，歯肉溝内のやや深い位置，0.7～1mmの深さにフィニッシュラインを設定し，歯肉が退縮してもマージンが露出しないように配慮している[55]．

APF後の補綴治療の進め方の実際

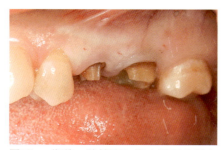

図10a 術前．隣接面に歯肉縁下う蝕を認めた．

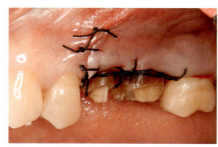

図10b 術後．歯肉縁下う蝕に対してAPFを行った．

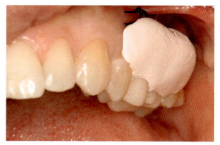

図10c 術部の疼痛の軽減と患歯の安静を目的に，歯周パックとプロビジョナルレストレーションの咬頭削除を行った．

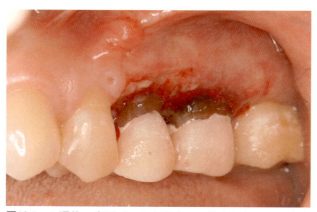

図10d 1週後．歯周パックを除去し，抜糸を行った．歯肉の発赤が強いため，再度，歯周パックを行った．

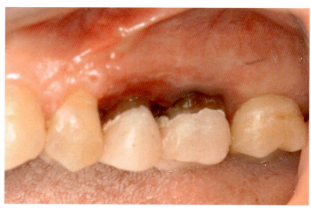

図10e 2週後．歯肉の発赤が軽減したため，歯周パックを除去し，ソフトブラシでのセルフケアを指導した．

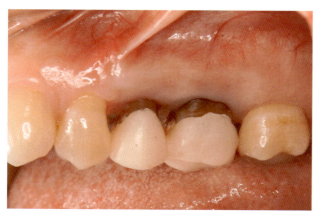

図10f 4週後．機能咬頭に即時重合レジンを盛り足し，咬合を回復した．

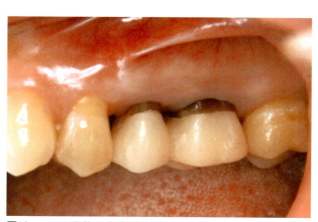

図10g 2か月後．歯肉縁上1mmの位置でリマージンを行い，プロビジョナルレストレーションのマージンを調整した．

第5章 歯周外科処置後の進め方

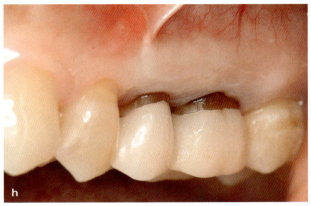
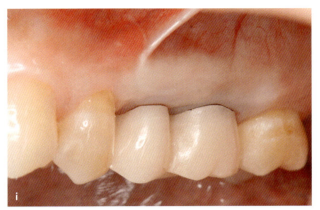

図10h, i　4か月後．歯肉縁上0.5mmにフィニッシュラインを設定し，形成する．プロビジョナルレストレーションを調整し，最終補綴装置の原型になるように仕上げていく．

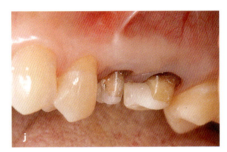
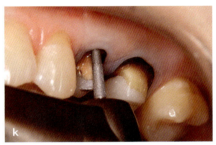

図10j, k　6か月後．歯肉を圧排し，歯肉縁下0.2〜0.3mmの位置にフィニッシュラインを設定し，最終形成を行った．

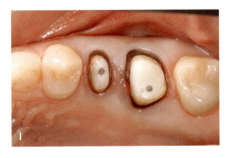
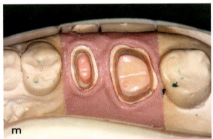

図10l, m　印象採得時の咬合面観．作業模型にスムーズな形成面とシャープなフィニッシュラインを再現し，補綴装置の適合を高めることが重要である．

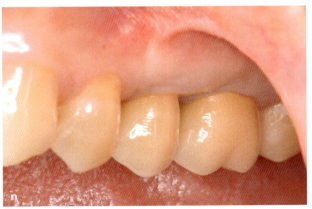
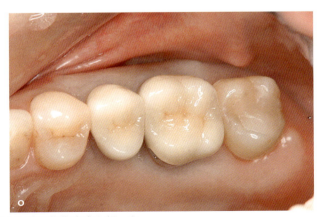

図10n, o　最終補綴装置装着時．清掃性・機能性・審美性を兼ね備えた補綴修復治療を行った．

77

第 **6** 章 　 **歯肉縁下う蝕処置の実際**

80	症例1	臼歯部単独歯症例①：歯肉切除
82	症例2	臼歯部単独歯症例②：APF
84	症例3	臼歯部単独歯症例③：矯正的挺出, TAT
86	症例4	臼歯部複数歯症例①：APF
88	症例5	臼歯部複数歯症例②：APF
90	症例6	臼歯部複数歯症例③：APF
92	症例7	臼歯部複数歯症例④：矯正的挺出, APF
94	症例8	臼歯部複数歯症例⑤：APF
96	症例9	臼歯部複数歯症例⑥：歯根分割抜去, APF, FGG
98	症例10	臼歯部複数歯症例⑦：歯根分割抜去, FGG
100	症例11	臼歯部複数歯症例⑧：抜歯, APF
102	症例12	臼歯部複数歯症例⑨：抜歯
104	症例13	前歯部症例①：APF
106	症例14	前歯部症例②：矯正的挺出, 抜歯, APF
108	症例15	前歯部症例③：TAT

症例 1

臼歯部単独歯症例①：歯肉切除

本症例の概要

- 66歳，男性．主訴：6⏉の歯冠破折．破折断面は歯髄と歯肉縁下に及んでいた．また，6⏉近心に歯肉縁下に達するう蝕を認めた．

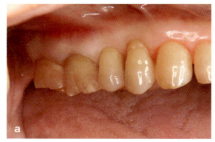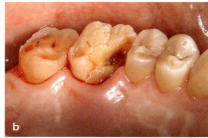

図 1 a, b

STEP 1 診査

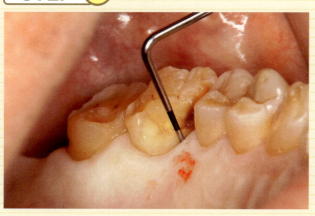

図 2　浸潤麻酔下でボーンサウンディングを行ったところ，歯肉縁から骨頂までの距離は6mmであった．歯冠破折の断面は歯肉縁下2〜3mmに及んでいたことから，骨縁上に健全歯質は3〜4mm存在することが予測された．また，近心頬側根と口蓋根の間に根分岐部病変は認めなかった．

フローチャートと術式選択のポイント

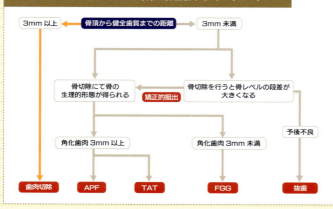

　歯冠破折は口蓋に限局し，骨縁上の健全歯質は3mm以上存在することが予測された．歯肉縁下に及ぶ歯冠破折部周囲の歯肉は炎症を認め，滲出液のコントロールが困難な状態であった．根管治療を行う前に歯肉切除を行い，破折断面を歯肉縁上に露出させることにした．また，歯根破折を起こしている可能性も疑われたため，歯肉弁を剥離し，歯根破折の有無を確認することにした．

第6章 歯肉縁下う蝕処置の実際

STEP ② 歯槽骨頂予測切開にて切開・剥離を行う

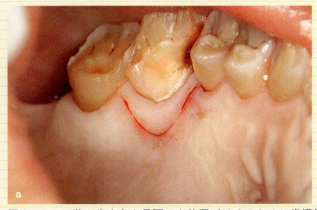
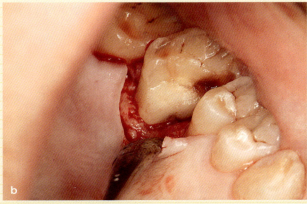

図3 a, b 口蓋の歯肉弁を骨頂へと位置づけするために歯槽骨頂予測切開を行い，全層弁で剥離した．ボーンサウンディング値が6 mmであったことを踏まえて，歯肉縁より5 mm離した位置に切開線を設定した．口蓋側から隣接面に至るまでの歯肉を除去したところ破折線は骨には達しておらず，骨縁上には3 mm以上の健全歯質が残存しており，保存は可能と判断した．

STEP ③ 健全歯質を歯肉縁上に露出させる

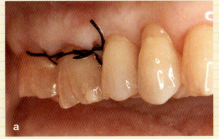
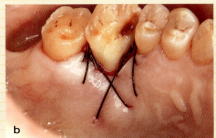
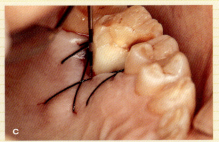

図4 a〜c 垂直マットレス縫合と水平マットレス縫合を併用し，口蓋の歯肉弁を骨頂に位置づけした．健全歯質が歯肉縁上に露出している．

治療終了時

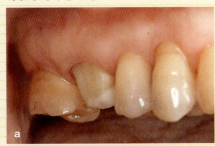
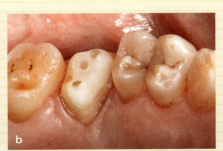
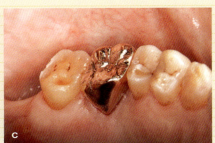

図5 a〜c 術後，健全歯質が露出し，防湿可能な状態で根管治療を行い，歯肉切除後6か月で最終形成を行った．フィニッシュラインを健全歯質内に設定することができ，十分なフェルールを獲得することができた．

症例2

臼歯部単独歯症例②：APF

本症例の概要

- 63歳，女性．主訴：5̄の違和感．根尖部にエックス線透過像を認めた．電気歯髄診を行ったところ歯髄反応を認めなかった．歯髄壊死の原因として，歯頸部のV級コンポジットレジン修復部の二次う蝕が疑われた．また，4̄ 6̄の頬側歯頸部には知覚過敏症状を認めた．

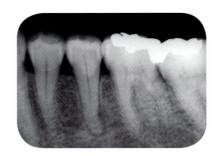

図1

STEP 1 根管治療を行う

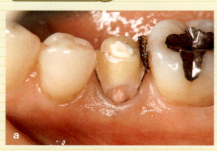
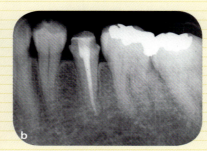

図2 a, b　5̄の頬側に充填されていたコンポジットレジン修復と直下の二次う蝕を除去したところ，う蝕は歯肉縁下約1mmに及んでいた．根管治療を行ったところ，根尖病変の消失を認めた．

フローチャートと術式選択のポイント

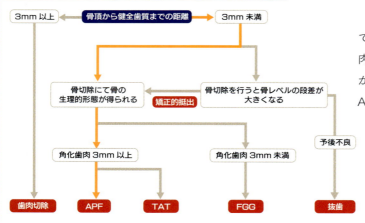

う蝕は歯肉縁下約1mmで頬側中央に限局していた．頬側の角化歯肉は約3mmであり，歯肉切除を行うと角化歯肉が減少してしまうことから，角化歯肉の維持を目的に頬側に限局したAPFを行うことにした．

第6章 歯肉縁下う蝕処置の実際

STEP 2 ⎿5頬側に限局した APF を行う

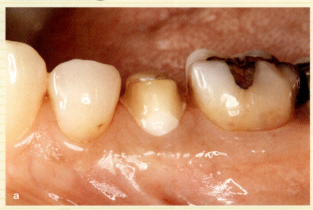
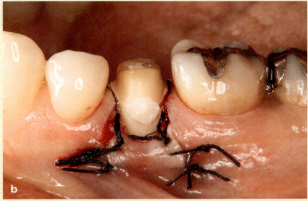

図 3 a, b ⎿5 の近遠心の隅角部に縦切開を加え歯間部歯肉を温存するように，部分層弁にて歯肉弁を剥離した．健全歯質が約 3 mm 露出し，隣在歯との骨レベルに段差が生じないよう移行的に骨外科処置を行い，歯肉弁を骨頂に位置づけた．

STEP 3 歯肉縁下浅い位置にフィニッシュラインを設定する

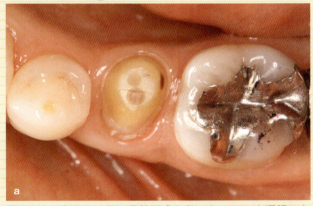
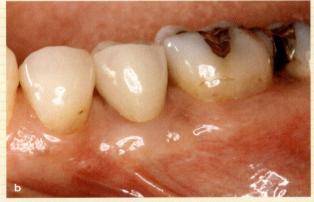

図 4 a, b 術後 6 か月で最終形成を行った．APF を選択したことで角化歯肉は維持されている．

治療終了後 5 年の状態

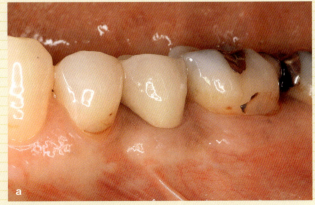
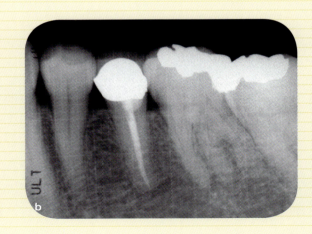

図 5 a, b 歯周組織に炎症を認めず，良好に経過している．

症例3

臼歯部単独歯症例③：
矯正的挺出，TAT

本症例の概要

- 48歳，女性．主訴：5修復物の不適合．5遠心に不良修復物が充填されており，修復物辺縁部にう蝕を認めた．デンタルエックス線所見より5は無髄歯であり，修復物は骨頂近くまで充填されていた．

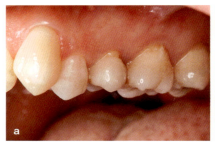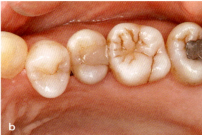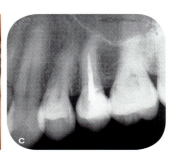

図1 a〜c

STEP 1 骨縁上の健全歯質を診査する

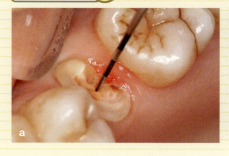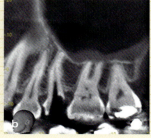

図2 a, b　CBCT所見より，5遠心の歯質は骨縁上約2 mmの高さに位置していた．フェルール確保に必要な歯質の厚みは1 mm以上とされており，1 mm未満の厚みの歯質を除くと骨縁上に健全歯質は約1 mmとなった．骨縁上に約3 mm以上の健全歯質を確保するためには約2 mmの骨の削除が必要になると考えた．

フローチャートと術式選択のポイント

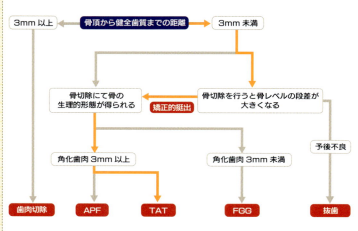

　骨縁上に3 mm以上の健全歯質を確保するためには，約2 mmの骨切除が必要であった．両隣在歯は天然歯でありTATが適応と考えたが，5周囲の骨と隣在歯の骨切除量を最小限にするため，矯正的挺出を行うことにした．

第6章　歯肉縁下う蝕処置の実際

STEP 2　挺出用ワイヤーを装着する

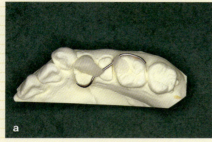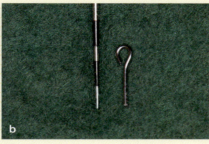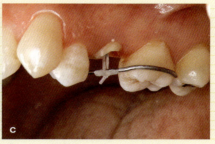

図3a〜c　前方部は審美性を考慮して口蓋側に沿わせた0.7mmの挺出用ワイヤーを準備する．根管内に埋め込む挺出用フックは0.5mmのワイヤーを使用する．固定用ワイヤーを位置決め用のレジンシェルを用いて，スーパーボンド（サンメディカル）で装着した．矯正中に根管内う蝕が生じないように，歯質接着性材料を用いて根管内に挺出用フックを装着し，エラスティックゴムで歯冠側に牽引した．

STEP 3　規格性のあるデンタルエックス線写真を撮影する

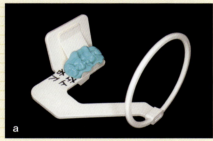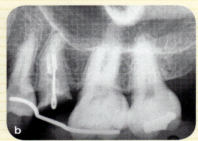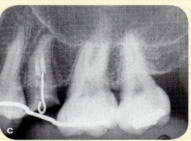

図4a〜c　角度と大きさを規格化するために，インジケーターを用いて歯の挺出量をエックス線写真で確認した．デンタルエックス線写真で評価したところ，約3mmの挺出が確認でき，方向や角度に問題はないと判断したため，装置を除去した．

STEP 4　歯肉切除をともなうTATを行う

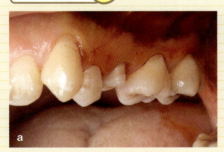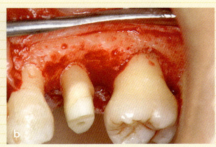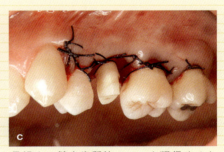

図5a〜c　両隣在歯は天然歯であり，可能な限り歯周組織を温存する必要があった．骨縁上に健全歯質約3mmを獲得するために歯肉切除をともなうTATを行った．

治療終了後4年の状態

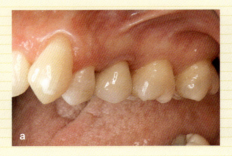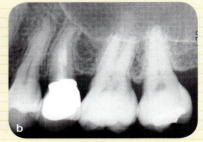

図6a, b　治療終了後4年．歯周組織は健康な状態を維持している．また，矯正的挺出を行ったことにより，歯肉ラインの不調和や隣在歯の根面の露出などを最小限に抑えることができた．

> 症例 4

臼歯部複数歯症例①：APF

本症例の概要

- 56歳，女性．主訴：右下に食べ物が溜まる．右下臼歯部に装着された補綴装置には，適合不良，形態不良，歯肉退縮によるマージン露出，二次う蝕などの問題を認めた．デンタルエックス線所見では補綴装置マージンの不適合，不良な根管充填，二次う蝕を認め，とくに7̄遠心は，骨頂付近まで及ぶ重度のう蝕を認めた．

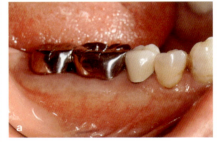
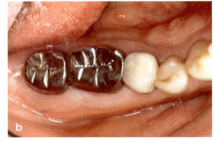
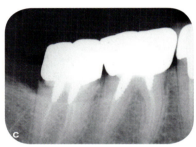

図1 a〜c

STEP 1 コアとう蝕を除去し，根管治療を行う

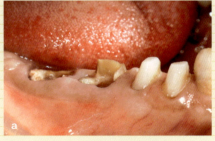
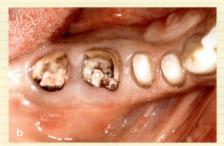
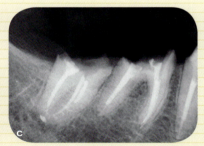

図2 a〜c う蝕除去と根管治療を行ったところ，4歯ともに保存可能と診断した．う蝕を完全に取り除くことができた5̄4̄は根管治療後の漏洩防止，歯根破折の回避，プロビジョナルレストレーションの脱離を防ぐために，ファイバーポストコアを用いて支台築造を行った．歯肉縁下深くまでう蝕が進行した7̄6̄は，歯周外科処置時にう蝕を除去するため，支台築造は行わなかった．

フローチャートと術式選択のポイント

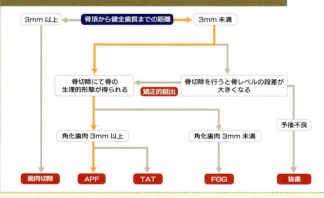

7̄6̄のう蝕は骨縁近くまでう蝕が進行していた．歯肉を切除する対応では大きく角化歯肉を喪失してしまうことから，角化歯肉の維持に有利なAPFを選択することにした．

第6章 歯肉縁下う蝕処置の実際

STEP 2 骨外科処置を行う

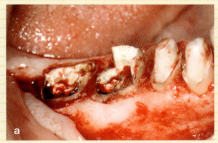
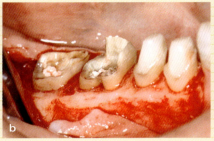
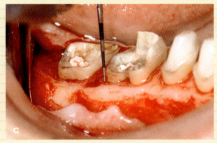

図3 a〜c 歯肉弁を剥離すると7̅6̅は骨頂付近までう蝕が進行していた．健全歯質が3mm以上得られるように骨外科処置を行った．6̅は頰側根分岐部がわずかに露出したため，清掃しやすい根面形態に修正した．

STEP 3 APFを行う

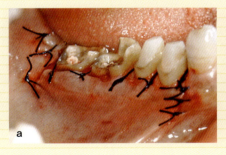
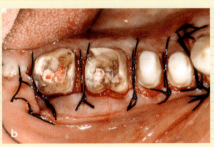

図4 a, b 骨膜縫合を用いて歯肉弁断端を骨頂に位置づけた．7̅遠心の骨切除量が多く歯肉弁の根尖方向への移動量が大きかったため，7̅遠心にも縦切開を加えた．

STEP 4 適切な支台歯形成，精密な印象採得を行う

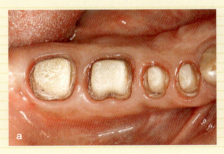
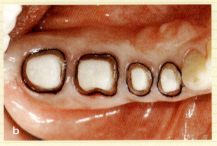

図5 a, b 術後は全周にわたり歯肉縁上に健全歯質が確保された．術後6か月でクラウンマージンを歯肉溝内0.2〜0.3mmの位置に設定して最終形成を行い，印象採得を行った．

治療終了後13年の状態

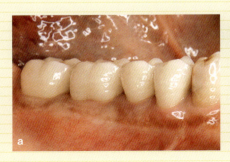
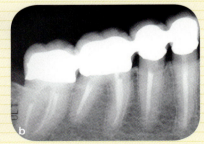

図6 a, b 補綴装置マージンの適合は良好でありストレートカントゥアが付与されている．歯肉に炎症はなく，歯肉辺縁の位置は安定しており，良好な状態が維持できている．

症例 5
臼歯部複数歯症例②：APF

本症例の概要

- 71歳，男性．主訴：7⏌の歯肉の違和感．7⏌補綴装置のマージン部に二次う蝕を認めた．デンタルエックス線所見では，7⏌遠心に骨頂付近まで及ぶ重度のう蝕がみられた．また，6⏌には不適合な補綴装置を認めた．

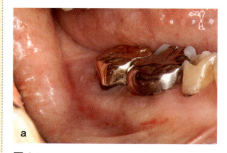 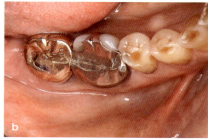 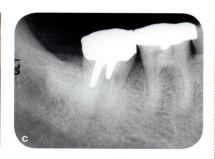

図1 a〜c

STEP 1　歯肉切除によって歯質を明示し，う蝕を除去して隔壁を製作する

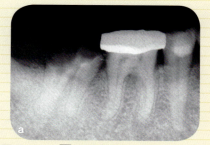 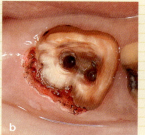 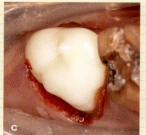 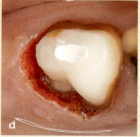

図2 a〜d　7⏌の鋳造ポストコアを除去したところ，骨縁上の残存歯質は少ない状態であった（a）．炭酸ガスレーザーを用いて歯肉切除を行って歯質を明示し，う蝕と薄くなった歯質を完全に除去した（b）．歯根破折は認められず，防湿下でコンポジットレジンを用いて隔壁を製作し（c），支台歯形成を行って，健全歯質にフィニッシュラインを設定した（d）．

STEP 2　保存の可否を歯周外科の前に評価する

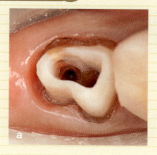 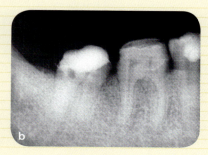

図3 a, b　7⏌に対して根管治療を行ったところ，根管は狭窄していたが，根尖部歯周組織には炎症所見は認められなかった．デンタルエックス線写真から7⏌遠心の骨縁上の健全歯質は約1mmと少なく，生物学的幅径の侵襲が疑われた．

第6章 歯肉縁下う蝕処置の実際

フローチャートと術式選択のポイント

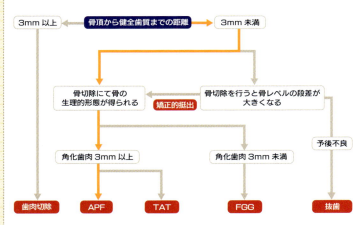

7̄は頰側から遠心にかけて歯肉縁下に及ぶ深いう蝕を認めた．7̄遠心は骨縁上の健全歯質が約1mmで生物学的幅径の侵襲が疑われた．6̄も補綴修復予定歯だったため，生物学的幅径の確立を目的に7̄6̄はAPFを選択することにした．

STEP ③ 骨外科処置を行う

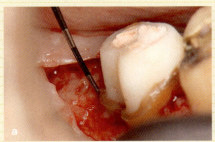
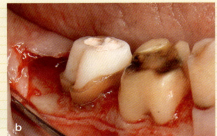
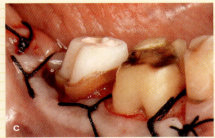

図4 a〜c 7̄遠心の骨縁上の健全歯質は約1mmであり，7̄6̄5̄の骨の連続性を考えて骨外科処置を行い，約3mmの健全歯質を露出させた．歯肉弁の断端を骨頂へ位置づけるように縫合した．7̄遠心部はディスタルウェッジを行い，生物学的幅径の確立を図った．

最終補綴装置装着前　　術後2年

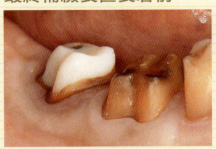
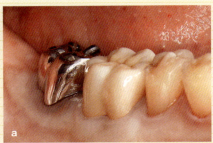
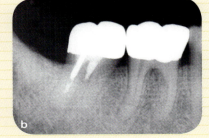

図5 歯肉縁上に健全歯質が露出し，フェルールを獲得することができた．

図6 a, b 治療終了後2年，良好に経過している．

症例6

臼歯部複数歯症例③：APF

本症例の概要

- 60歳，女性．主訴：左下臼歯部に咬合痛と根尖部の圧痛を認める．4 5 6の頬側歯頸部にう蝕がみられた．デンタルエックス線所見では4の根尖部に透過像を認めた．

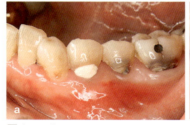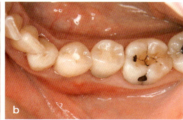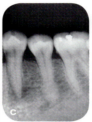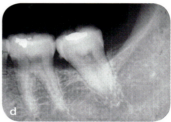

図1 a～d

STEP 1　深い歯周ポケットの原因を把握する

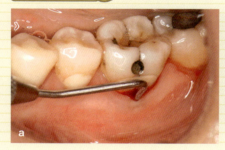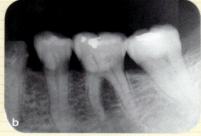

図2 a, b　4のう蝕を除去したところ，歯髄腔までう蝕が進行し失活していたため，根管治療を開始した．6のう蝕は歯髄腔まで達していなかったが，2か月ほど経過した後に6頬側中央に深い歯周ポケットを認めた．6の電気歯髄診を行ったところ歯髄反応を認めなかったため，エンドペリオ病変を疑い根管治療を行うことにした．

STEP 2　根管治療を行う

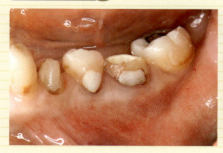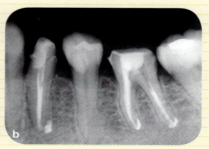

図3 a, b　4 6には根管治療を行い，病変の縮小を確認した後に根管充填を行った．咬合時痛，根尖部の圧痛など臨床症状は消失し，デンタルエックス線写真から根管充填に問題を認めず，6の根分岐部周辺の骨透過像も消失していたため保存可能と診断した．

第6章 歯肉縁下う蝕処置の実際

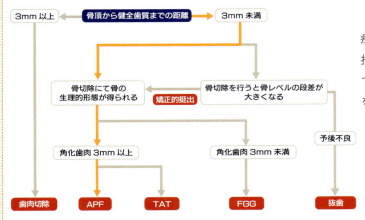

頬側のう蝕は歯肉縁下に及んでいた．根管治療を行ったところ，根尖病変は消失し，歯根破折なども認めなかった．角化歯肉の幅は3mmであったため，角化歯肉の維持に有利なAPFを選択した．

STEP 3 骨形態を確認する

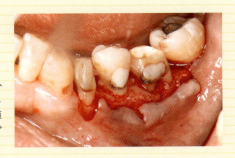

図4　エンドペリオ病変が疑われる場合，歯肉弁の剥離は根管治療終了後，4〜6か月程度の十分な治癒期間を経て再評価したうえで歯周外科処置を行うことが望ましいと考えている．本症例ではエックス線写真で骨透過像が消失し，プロービング値は減少していたため，歯肉弁を剥離したところ，6頬側分岐部には骨組織が確認できた．

STEP 4 APFを行う

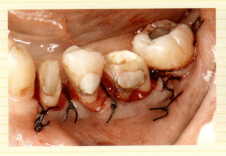 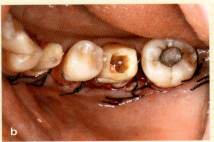

図5a, b　5の頬側にも歯肉縁下う蝕を認めたため，生物学的幅径の確立を目的にAPFを行った．

治療終了後7年の状態

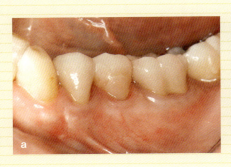 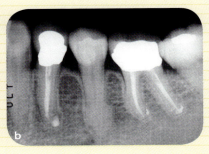

図6a, b　根尖組織，歯周組織ともに問題を認めず，良好に経過している．

症例7

臼歯部複数歯症例④：
矯正的挺出，APF

本症例の概要

- 42歳，男性．主訴：5̲ 4̲の冷水痛．5̲ 4̲は歯肉縁下に及ぶう蝕がみられた．デンタルエックス線所見より，5̲ 4̲には歯髄にまで及ぶ大きなう蝕を認めた．

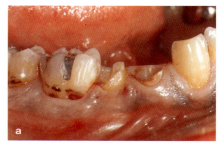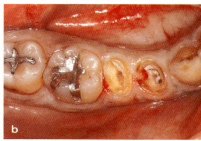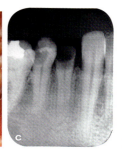

図1 a〜c

STEP 1　う蝕を除去し根管治療を行う

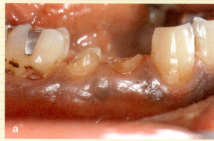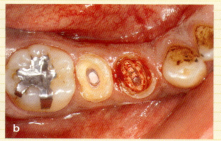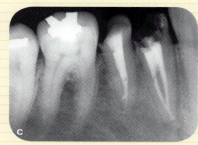

図2 a〜c　4̲のう蝕を除去したところ，骨縁近くまで進行していた．5̲ 4̲は抜髄処置を行った．

フローチャートと術式選択のポイント

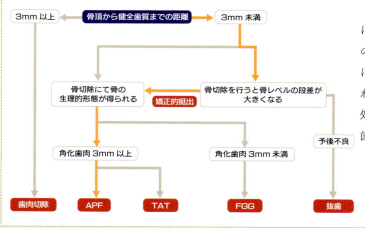

5̲ 4̲に歯肉縁下に及ぶう蝕を認めたが，とくに4̲には骨頂付近までう蝕が進行していた．4̲の健全歯質を骨縁上に3 mm以上確保するためには，5̲ 4̲ 3̲の骨の削除量が多くなると予測された．4̲は歯根が長く直線的であり，歯周外科処置前に矯正的挺出を行っても，術後の歯冠-歯根比には問題がないと判断した．

第6章 歯肉縁下う蝕処置の実際

STEP 2 ４|に対し矯正的挺出を行った

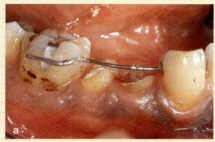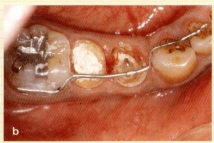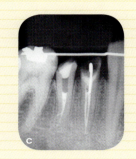

図3 a～c ４|のう蝕が深かったため，矯正的挺出を行った．

STEP 3 矯正的挺出後はAPFを行い，歯周線維を切離する

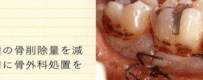

図4 歯肉縁下う蝕の改善に対する矯正的挺出は，挺出歯や隣在歯の骨削除量を減らすことが目的である．そのため，骨が歯冠側方向に牽引される前に骨外科処置を行うことが望ましい．本症例では矯正後早期にAPFを行った．

STEP 4 最終形成を行う

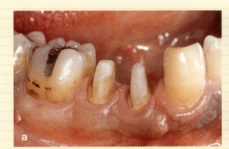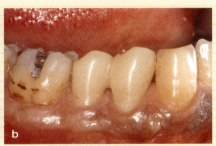

図5 a, b 術後6か月で歯肉縁下にフィニッシュラインを設定し，プロビジョナルレストレーションを調整した．

治療終了後16年の状態

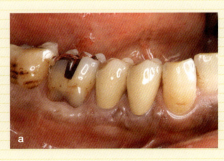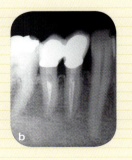

図6 a, b 治療後16年．根尖病変や二次う蝕などを認めず，歯周組織は安定した状態を維持している．う蝕が深く，抜歯の可能性も高かったが，矯正的挺出を行うことで，歯を長期的に保存することができている．

症例8

臼歯部複数歯症例⑤：APF

本症例の概要

- 58歳，男性．主訴：7̄6̄5̄ブリッジの脱離．5̄はコアごと脱離していた．6̄欠損部の歯槽堤は陥凹しており，食渣やプラークが滞留しやすいポンティック形態であった．デンタルエックス線所見より，5̄は骨頂付近まで歯質を喪失していた．

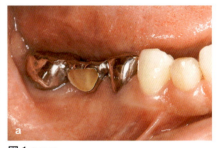
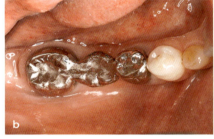
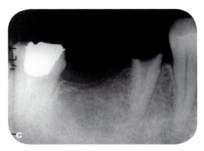

図1 a〜c

STEP 1　5̄に隔壁を製作し，根管治療を行う

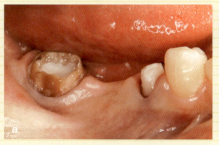
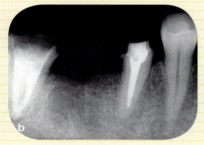

図2 a, b　5̄には歯肉縁上歯質がなかったため，プロビジョナルレストレーションの維持と細菌漏洩防止のために隔壁を製作し，7̄5̄に根管治療を行った．また，8̄の水平埋伏智歯に対して抜歯を勧めたが，症状がなく抜歯することに患者の同意が得られなかった．

フローチャートと術式選択のポイント

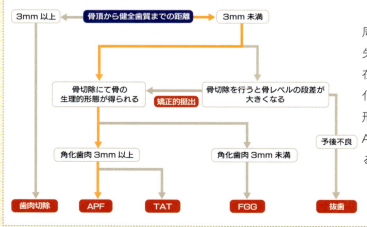

5̄は骨縁上歯質が3mm未満で，歯質は全周にわたり歯肉縁下に存在し，フェルールが失われていた．7̄5̄には3mmの角化歯肉が存在していたが，6̄欠損部の歯槽堤は陥凹し，角化歯肉も少なくプラークコントロールが困難な形態であった．7̄5̄のフェルール獲得を目的にAPFを行い，同時に欠損部歯槽堤の増大を図ることにした．

第6章　歯肉縁下う蝕処置の実際

STEP 2　骨外科処置を行う

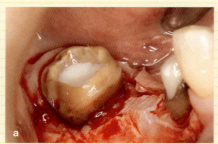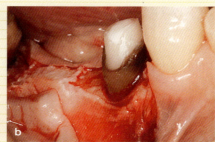

図3a 欠損部は骨外科処置の必要がなかったため，部分層弁で骨膜を残したまま剥離し，7 5|支台歯周囲は骨外科処置が行えるように2mm程度骨が露出するように骨膜を除去した．
図3b 5|の骨縁上の健全歯質を3mm獲得するために骨外科処置を行った．

STEP 3　APFと同時に欠損部歯槽堤の増大を行う

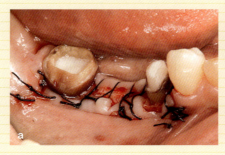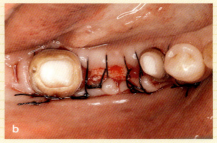

図4a, b 欠損部は歯槽頂の舌側寄りに切開を加え，歯槽頂上の軟組織を頬側に移動させることで水平的な歯槽堤増大を図った．

STEP 4　術前・術後の歯槽堤の増大量を評価する

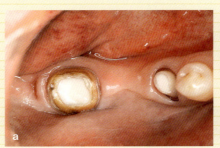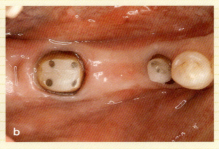

図5a, b a：術前．b：術後．術前と比較するとフェルールが獲得でき，欠損部歯槽堤は水平的に増大した．APFにより，歯肉縁下う蝕と歯槽堤の陥凹の問題を同時に改善することができた．

治療終了時の状態

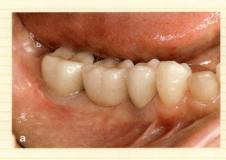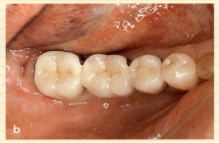

図6a, b 欠損部歯槽堤が増大し，清掃しやすいポンティック形態を付与することができた．

95

症例9

臼歯部複数歯症例⑥：
歯根分割抜去，APF，FGG

本症例の概要

- 61歳，女性．主訴：6̲ 7̲頬側歯頸部に食渣がたまる．6̲の補綴装置マージン周囲に二次う蝕を認めた．デンタルエックス線所見から，6̲は補綴装置マージンの不適合や二次う蝕が認め，不良根管充填を認めた．

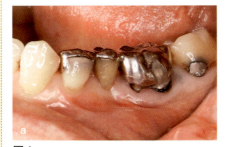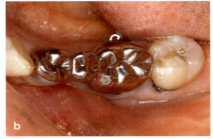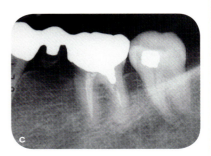

図1 a～c

STEP 1 う蝕を除去し隔壁を製作する

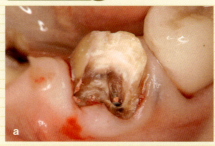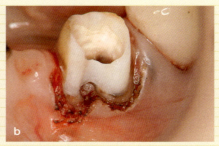

図2 a, b　6̲近心のう蝕が歯肉縁下深かったため，炭酸ガスレーザーを用いて歯肉切除を行い，隔壁を製作した．

STEP 2 根管治療を行う

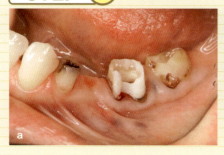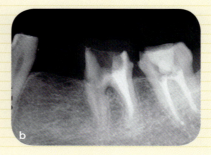

図3 a, b　6̲は遠心根のみ根管治療を行ったが，根管は狭窄していたため可能な範囲で根管充填を行った．7̲はう蝕を除去したところ，歯髄まで到達していたため抜髄した．

第6章　歯肉縁下う蝕処置の実際

フローチャートと術式選択のポイント

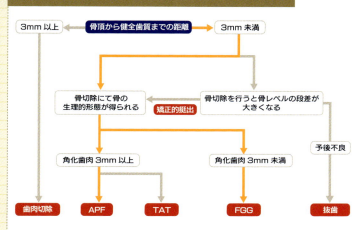

7̄6̄頬側に歯肉縁下う蝕を認めた．デンタルエックス線所見より，6̄はルートトランクが短く，Lindheの分類において，根分岐部病変Ⅰ度の状態であった．骨外科処置を行うと，6̄の根分岐部がさらに露出することが予測されたため，予後不良である近心根を抜歯し，根分岐部病変の改善を図ることにした．4̄6̄は角化歯肉量が3mm未満でFGG，7̄は3mm以上存在していたためAPFを選択した．

STEP 3　6̄近心根を抜歯する

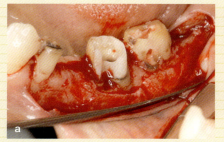 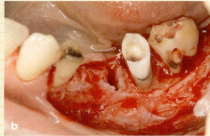 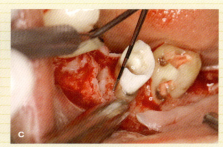

図4 a〜c　骨外科処置を行うと根分岐部が露出したため，う蝕が深く残存歯質が少なかった6̄近心根を抜歯した．6̄遠心根の近心に3mm以上の健全歯質が確保されるように骨外科処置を行った．

STEP 4　4̄—6̄にFGG，7̄にはAPFを行う

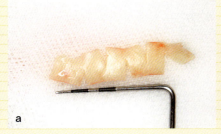 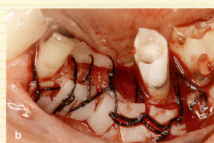

図5 a, b　左側口蓋部より遊離歯肉移植片を採取した．角化歯肉が3mm未満の4̄—6̄部はFGG，角化歯肉が3mm以上存在した7̄にはAPFを行った．移植片の長さが少し短かったため，遊離歯肉移植片を蛇腹状に切開し，近遠心的に伸展させた．

治療終了時の状態

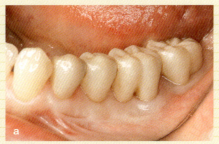 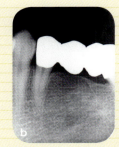 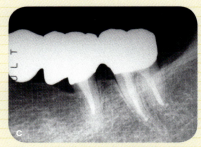

図6 a〜c　4̄—7̄頬側には3mm以上の角化歯肉が獲得できた．6̄の根分岐部病変は改善し，清掃性の高い歯周環境が確立された．今後，歯根破折のリスクもあるため，注意深く経過を追う必要がある．

症例 10
臼歯部複数歯症例⑦：歯根分割抜去，FGG

本症例の概要

- 34歳，女性．主訴：6⏌の補綴装置の再製希望．6⏌の歯肉は退縮し，補綴装置マージンが露出していた．デンタルエックス線所見では，近心頬側根の周囲に骨吸収と，近心頬側根と口蓋根の間に根分岐部病変を認めた．5⏌補綴装置マージン直下には二次う蝕を認めた．

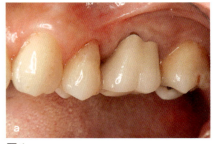
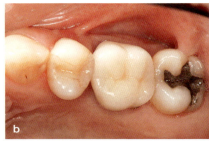
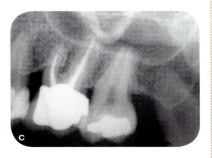

図1 a〜c

STEP 1 不良な補綴装置を除去する

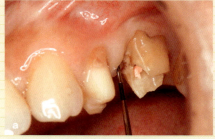
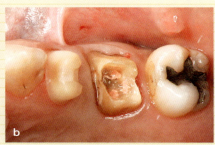
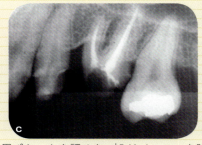

図2 a〜c 補綴装置を除去したところ6⏌近心に歯肉縁下に及ぶう蝕と6mmの深い歯周ポケットを認めた．5⏌はインレーを除去し支台歯形成を行いプロビジョナルレストレーションを装着した．

フローチャートと術式選択のポイント

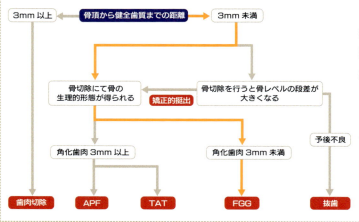

6⏌の近心には歯肉縁下う蝕を認めた．また，近心頬側根の周囲に骨吸収を認め，根分岐部病変も疑われたため予後不良と診断した．根管治療の状態は良好であり，口蓋根と遠心根にとくに問題を認めなかったため近心頬側根を抜歯することにした．角化歯肉の幅は3mm未満で不十分であったため，FGGを行うことにした．

STEP 2 歯肉弁を剥離し，骨形態と根分岐部の状態を確認する

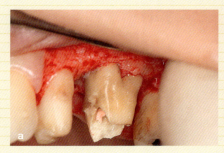 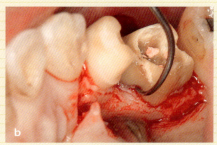

図3 a, b ⌐6の近心頬側根周囲の骨は吸収し，近心頬側根と口蓋根の根分岐部にはⅡ度の根分岐部病変を認めた．

STEP 3 近心頬側根を抜歯し，FGGを行う

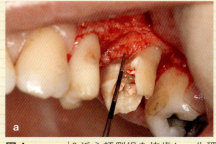 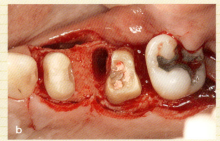 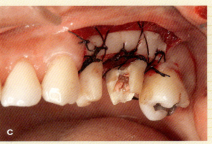

図4 a〜c ⌐6近心頬側根を抜歯し，生理的な骨形態を付与した．頬側の角化歯肉を増大するため，遊離歯肉移植片を骨頂に位置づけ生物学的幅径の確立を図った．

STEP 4 最終形成を行う

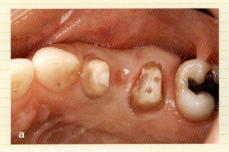 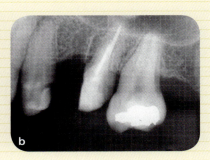

図5 a, b 歯根分割した部位にプラークが停滞しないように，歯根分割後に残存する歯根形態をスムーズに仕上げられているかを確認した．術後6か月から歯肉溝の浅い位置にフィニッシュラインを設定し，最終補綴装置に移行した．

治療終了後7年の状態

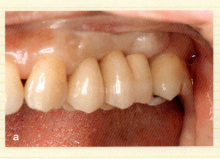 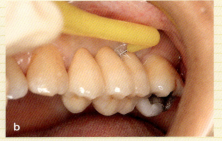

図6 a, b FGGを行ったことで十分な角化歯肉が獲得された．最終補綴装置は動揺を軽減させるため⌐5 6を連結し，⌐6近心頬側根にはポンティック形態を付与した．歯間ブラシのサイズが1種類で清掃できるように下部鼓形空隙を調整した．

症例11

臼歯部複数歯症例⑧：抜歯，APF

本症例の概要

- 60歳，男性．主訴：7⏌の補綴装置脱離．補綴装置が脱離した7⏌は，重度な歯肉縁下う蝕と根管内う蝕を認めた．6 5⏌補綴装置には，適合不良，形態不良，歯肉退縮によるマージン露出などを認めた．また，4⏌の近心には歯肉縁下に及ぶう蝕を認めた．

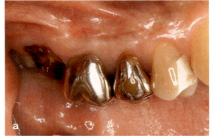
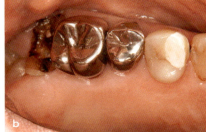
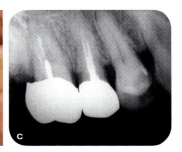

図1 a〜c

STEP 1 不良な補綴装置を除去し，プロビジョナルレストレーションを装着する

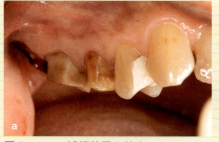
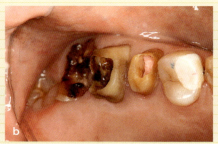
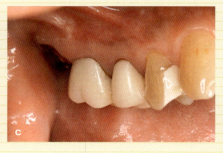

図2 a〜c　補綴装置を除去したところ，6⏌遠心に歯肉縁下に及ぶう蝕を認めた．

STEP 2 4⏌にプロビジョナルレストレーションを装着する

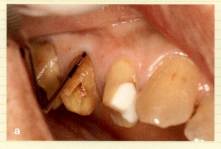
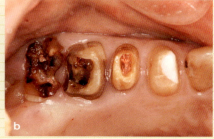

図3 a,b　5⏌の頬側歯根破折部には，深い歯周ポケットを認めたため，保存不可能と診断した．患者は欠損部に対してブリッジで修復することを希望したため，4⏌の支台歯形成を行い，プロビジョナルレストレーションを装着した．

第6章 歯肉縁下う蝕処置の実際

フローチャートと術式選択のポイント

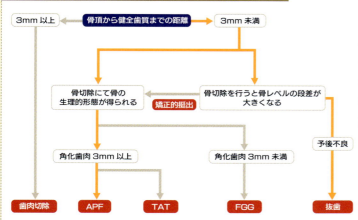

7」は歯肉縁下と根管内う蝕が重度であった．6」遠心のう蝕は歯肉縁下まで進行していた．5」の頬側には歯根破折を原因とする深い歯周ポケットを認めた．予後不良な7 5」の抜歯と生物学的幅径の確立を目的とした6 4」のAPFを同時に行うことにした．

STEP 3 APFと抜歯を同時に行う

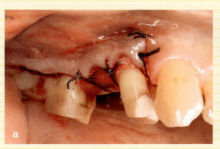
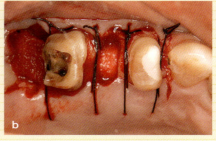

図4 a, b　う蝕が重度の7」と歯根破折を認めた5」の抜歯を行うと同時に，6 4」の生物学的幅径の確立を目的にAPFを行った．

STEP 4 適切な支台歯形成，精密な印象採得を行う

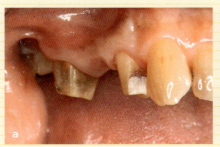
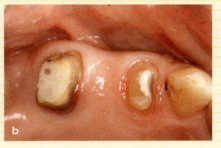

図5 a, b　抜歯後の欠損部歯槽堤の陥凹を認めなかったため，術後6か月でクラウンマージンを歯肉溝内0.2〜0.3mmの位置に設定して最終形成を行い，印象採得を行った．

治療終了後6年の状態

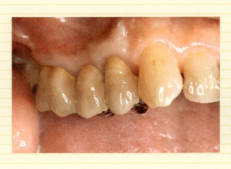
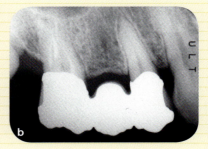

図6 a, b　補綴装置マージンの適合は良好であり，二次う蝕や歯槽骨の吸収を認めない．歯肉に炎症はなく，歯肉辺縁の位置は安定しており，良好に経過している．

症例 12

臼歯部複数歯症例⑨：抜歯

本症例の概要

- 50歳，女性．主訴：左上臼歯部の根尖部の違和感．6⏌の補綴装置に動揺があり，脱離している可能性が疑われた．また，補綴装置周囲には歯肉退縮によるマージン露出，二次う蝕などの問題を認めた．デンタルエックス線所見では4⏌の根尖部に透過像を認めた．

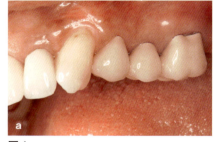
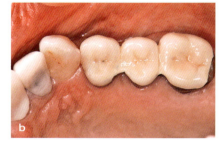
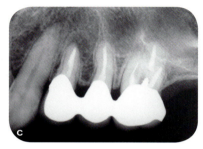

図1 a～c

STEP 1 補綴装置を除去し，支台歯の状態を確認する

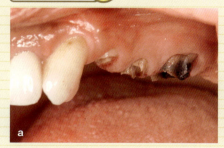
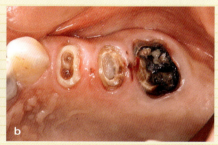

図2 a, b　補綴装置を除去したところ，6⏌には根管内と歯肉縁下に大きなう蝕を認めた．また，4⏌5⏌は歯肉縁上の残存歯質が少なく，予後不良な状態であった．

フローチャートと術式選択のポイント

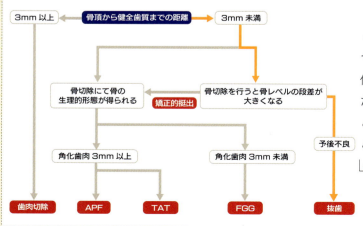

4⏌5⏌6⏌には歯肉縁下に及ぶう蝕が見られ，とくに6⏌近心には歯肉縁下深くまでう蝕が進行していた．また，4⏌には根尖病変を認めた．6⏌は保存不可能と診断し，4⏌5⏌も予後不良と判断した．これらの歯を保存するために骨切除を行うと，歯冠‐歯根比の悪化を招くおそれがあることから，患者と相談のうえ骨の保存を優先し，4⏌5⏌6⏌を抜歯することにした．

第6章 歯肉縁下う蝕処置の実際

STEP 2 　|4 6 の抜歯を行う

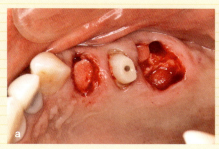
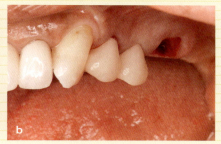

図3 a, b　患者は審美的な理由から，治療期間中も|4 5 が欠損状態にならないことを希望された．そのため，|4 6 を抜歯し，比較的条件が良好な|5 を一時的に保存しプロビジョナルレストレーションを維持した．

STEP 3 　インプラントを埋入する

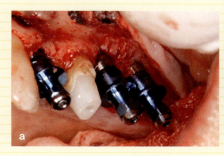
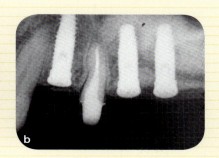

図4 a, b　|4 6 7 部にインプラントを埋入した．

STEP 4 　二次手術と|5 の抜歯を行う

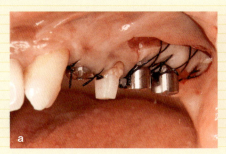
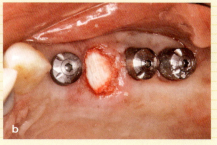

図5 a, b　インプラント埋入6か月後に，|6 7 部はFGGを併用した二次（頭出し）手術を行った．インプラントにプロビジョナルレストレーションを装着すると同時に|5 を抜歯した．

治療終了時の状態

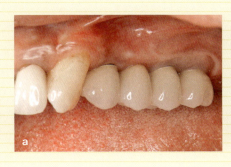
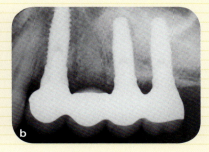

図6 a, b　適合良好な上部構造が装着されている．骨レベルは高い位置で維持され，適切な歯冠長でインプラント修復を行うことができた．

103

症例 13
前歯部症例①：APF

本症例の概要

- 66歳，女性．主訴：1|2 の咬合時痛．デンタルエックス線所見では根尖病変が確認できた．2| は歯軸が遠心に傾斜しており，近心隣接面はコンポジットレジンで修復されていた．|3 はセラミック修復による補綴装置が装着されており，とくに問題を認めなかった．患者はハイリップラインを呈しており，切端ラインはスマイルラインと調和しておらず，審美不良を訴えた．

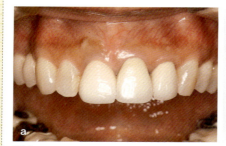
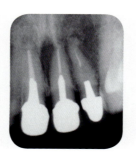
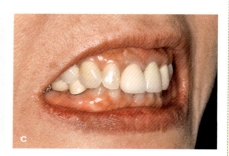

図1 a～c

STEP 1 プロビジョナルレストレーションに置き換える

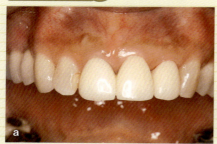
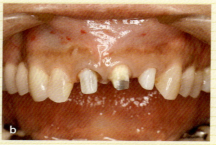
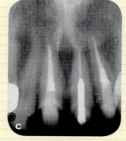

図2 a～c 不良な補綴装置を除去し，プロビジョナルレストレーションの切端ラインがスマイルラインと調和するように調整した．根管治療を行ったところ根尖病変は消失した．支台築造を行ったが，残存歯質は少なく，一部歯肉縁下に及んでおり，1|2 はフェルールを得ることができなかった．中切歯間の歯根間距離は1.5mmであった．

第6章 歯肉縁下う蝕処置の実際

フローチャートと術式選択のポイント

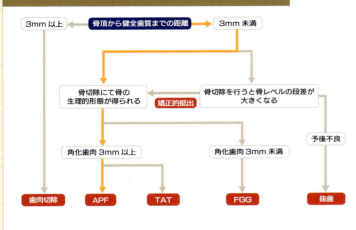

1|2は歯肉縁上の残存歯質は少なく，角化歯肉量は3mmであったためAPFを行い，角化歯肉を温存することにした．APFは歯間乳頭を喪失することがあり，上顎前歯への適応には注意が必要である．筆者らは，骨頂での歯根間距離が2mm以下の場合，歯間乳頭は尖頭型に回復してブラックトライアングルを生じない審美的な補綴装置を製作できると考えている[56,57]．本症例における中切歯間の歯根間距離は2mm以下であり，APFを行っても歯間乳頭の回復が期待できると判断した．

STEP 2 審美性を考慮してAPFを行う

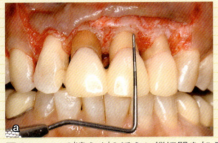
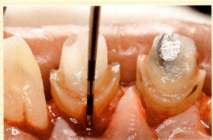
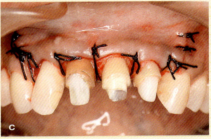

図3 a〜c 2|遠心と|3近心に縦切開を加えて部分層弁にて歯肉弁を翻転した．審美性を意識した左右対称で生理的な骨形態を目指し，骨外科処置を行った．中切歯のプロビジョナルレストレーションの切端から骨頂までの距離を13mmとしたところ，骨縁上の健全歯質は唇側3mm，隣接面4mm，口蓋側4mm確保できたので，生物学的幅径の確立も同時に達成できると判断した．骨膜縫合を用いて歯肉弁断端を骨頂に位置づけた．

STEP 3 補綴治療を行う

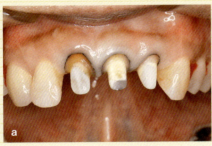
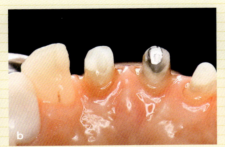
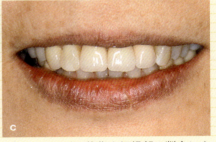

図4 a〜c フェルールを獲得し，6か月の治癒期間を待ち印象採得を行った．2|はコンポジットレジン修復と切縁部の削合により歯冠形態を修正し，切端ラインとスマイルラインが調和するように最終補綴装置を製作した．

術後2年の状態

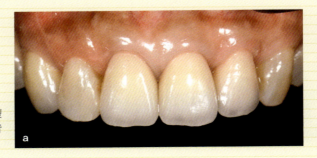
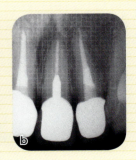

図5 a,b 術後2年．歯間乳頭は尖頭型に回復し，審美的に改善したことで患者の満足は得られ，良好に経過している．

症例 14

前歯部症例②：
矯正的挺出，抜歯，APF

本症例の概要

- 41歳，女性．主訴：審美障害．装着された補綴装置は形態・色調に不調和が見られた．デンタルエックス線所見から，補綴装置の不適合と二次う蝕，根尖病変も認められた．また，中切歯間の歯槽骨頂部の歯根間距離は2mm以下であった．

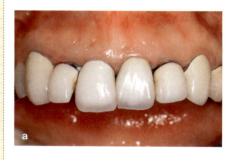
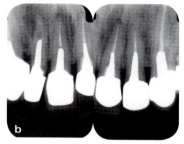

図 1 a, b

STEP 1 不良補綴装置を除去する

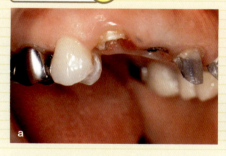
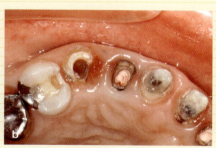

図 2 a, b 不良補綴装置を除去したところ，3 2|は歯肉縁下深くにまでう蝕が進行し，生物学的幅径が侵襲されていた．

フローチャートと術式選択のポイント

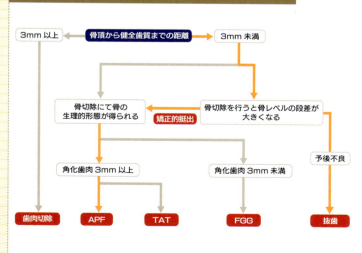

中切歯間の歯根間距離は2mm以下であり，APFを選択しても歯間乳頭の回復は期待できるが，この状態でAPFを行うと3 2|の歯冠長が非常に長くなってしまうことが予測された．また，左右対称性を獲得するために骨切除のみの対応を行うと他の4前歯の支持骨の切除量が多くなり，審美的結果が得られないと考えられた．そのため，3|の矯正的挺出を行って，歯周外科時の骨の削除量を最小限に抑え，左右対称性の獲得を目指すことにした．2|は矯正的挺出を行うと，歯冠-歯根比の悪化を招くことから，予後不良と判断し，抜歯することにした．

第6章　歯肉縁下う蝕処置の実際

STEP 2 3⏌の矯正的挺出を行う

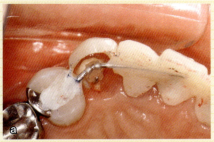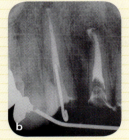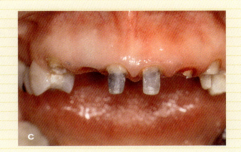

図3 a〜c　骨の削除量を最小限に抑えるために 3⏌の矯正的挺出を行った．

STEP 3 APF と 2⏌の抜歯を行う

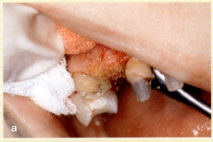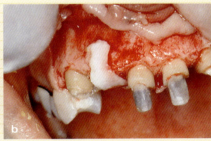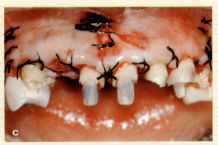

図4 a〜c　部分層弁にて剥離し，予後不良である 2⏌を抜歯し，審美性を考慮して左右対称となるように骨外科処置を行った．抜歯窩に対しては術後の陥凹を防ぐために脱灰凍結乾燥骨と結合組織を用いて抜歯窩保存術を行い，骨膜縫合を用いて歯肉弁を骨頂に位置づけた．

STEP 4 最終形成を行う

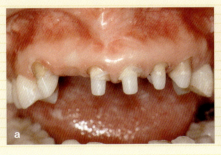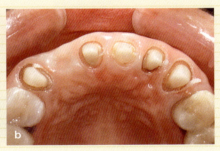

図5 a, b　術後6か月でフィニッシュラインを歯肉溝内の浅い位置に設定した．

治療終了時

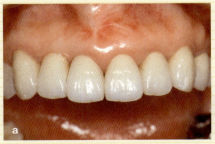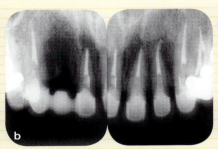

図6 a, b　治療終了時．審美性と機能性と清掃性を同時に獲得することができた．

術後13年の状態

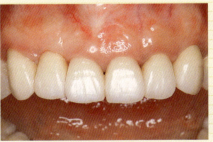

図7　術後13年の状態．歯肉のクリーピングを認め，良好な状態を維持している．

症例 15
前歯部症例③：TAT

本症例の概要

- 34歳，女性．主訴：上顎前歯部の審美障害．<u>2</u>と<u>1 2</u>には形態と色調が不調和な補綴装置が装着されていた．また，<u>1</u>周囲の歯肉にはメタルタトゥーがみられた．デンタルエックス線所見では骨レベルは比較的高く，中切歯間の歯根間距離は1.5mmであった．

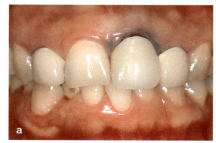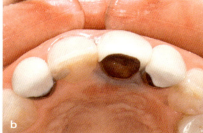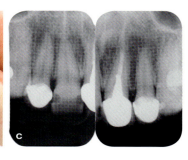

図1 a～c

STEP 1　補綴装置を除去し，支台歯の状態を確認する

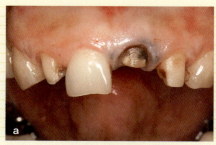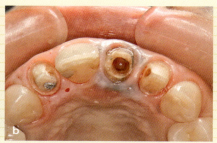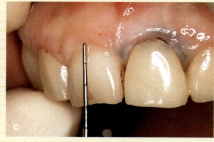

図2 a～c　補綴装置を除去したところ，<u>1</u>に歯肉縁下う蝕を認めた．<u>1</u>周囲の歯肉には歯肉辺縁約1mmの幅で全周に歯肉の黒変がみられた．また，<u>1</u>の歯冠長を測定すると，約9mmと平均的な歯冠長よりも短い値を示した．

フローチャートと術式選択のポイント

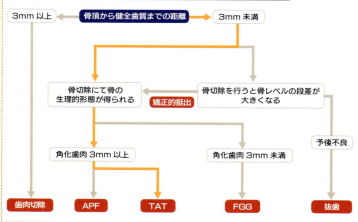

　骨レベルは比較的高く，中切歯間の歯根間距離は1.5mmであった．<u>1|1</u>の歯冠長は約9mmと短く，歯冠長延長術を行える状態であった．本症例では，<u>1</u>は天然歯であり，APFの欠点を考慮するとその適用は困難であった．角化歯肉の幅は5mm程度存在したため，歯肉切除をともなうTATを選択し，メタルタトゥーの除去と歯肉縁下う蝕の改善を図ることにした．

STEP 2　骨外科処置を行う

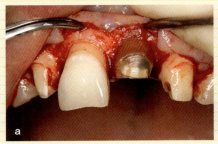 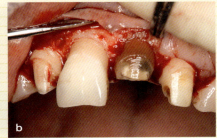

図3 a, b　歯肉弁を剥離したところ⎿1は切端から骨頂まで11mmであり，左右非対称な骨形態を認めた．⎿1の切端から13mm根尖側の位置に左右対称な生理的骨形態を付与したところ，⎿1は3mm以上の健全歯質を骨縁上に確保することができた．

STEP 3　歯肉切除を行い，歯冠長を1mm延長する

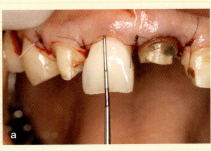 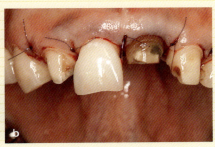

図4 a, b　⎿1は1mm離れた歯肉辺縁切開を行い，⎿1周囲のメタルタトゥーを除去した．また，⎿1は歯肉切除を行い，左右対称性の獲得を図った．

STEP 4　最終形成を行う

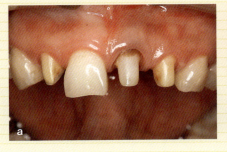 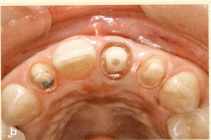

図5 a, b　メタルタトゥーは除去され，歯肉ラインの左右対称性が得られた．術後6か月で最終形成を行い，歯根の変色が著しい⎿1はやや深いフィニッシュラインを設定した．

治療終了後4年の状態

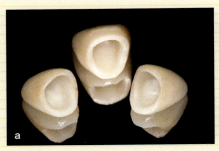 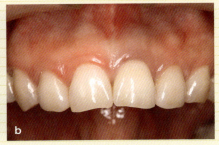

図6 a　⎿1にはジルコニアクラウン，2⎿2にはe-maxを用いて補綴装置を製作した．
図6 b　クラウンマージンの露出はみられず，歯間乳頭の形態も良好に回復し，審美的に満足できる結果が得られた．

参考文献

1. Nevins M, Skurow HM. Periodontics and restorative dentistry : the clinical interrelationship. CDA J 1984 ; 12(4) : 101 - 105.

2. Nevins M. Attached gingiva - mucogingival therapy and restorative dentistry. Int J Periodontics Restorative Dent 1986 ; 6 (4) : 9 - 27.

3. Naumann M, Schmitter M, Frankenberger R, Krastl G. "Ferrule Comes First. Post Is Second ! " Fake News and Alternative Facts? A Systematic Review. J Endod 2018 ; 44(2) : 212 - 219.

4. Juloski J, Radovic I, Goracci C, Vulicevic ZR, Ferrari M. Ferrule effect : a literature review. J Endod 2012 ; 38(1) : 11 - 19.

5. Gargiulo AW, Wentz FM, Orban B. Dimensions and Relations of the Dentogingival Junction in Humans. J Periodontol 1961; 32(3) : 261 - 267.

6. 李載仁．下顎の老化に関する病理組織学的研究．九州歯会誌 1979 ; 32(5) : 564 - 589.

7. Nevins M, Skurow HM. The intracrevicular restorative margin, the biologic width, and the maintenance of the gingival margin. Int J Periodontics Restorative Dent 1984 ; 4 (3) : 30 - 49.

8. Ingber JS, Rose LF, Coslet JG. The "biologic width" - a concept in periodontics and restorative dentistry. Alpha Omegan 1977 ; 70(3) : 62 - 65.

9. Kois JC. Altering gingival levels : the restorative connection. Part I : biologic variables. J Esthet Dent 1994 ; 6 : 3 - 9.

10. van der Velden U. Regeneration of the interdental soft tissues following denudation procedures. J Clin Periodontol 1982 ; 9 (6) : 455 - 459.

11. 木ノ本喜史．イラストで読み解く　メタルポスト除去のためのダブルドライバー・テクニック．歯質への侵襲を最小限に考えたポスト除去法．the Quintessence 2014 ; 33(1) : 158 - 171

12. Webber RT, del Rio CE, Brady JM, Segall RO. Sealing quality of a temporary filling material. Oral Surg Oral Med Oral Pathol 1978 ; 46(1) : 123 - 130.

13. 丸岡令奈，二階堂徹，田上順次．レジンコーティング法によるコロナルリーケージの抑制効果（大臼歯）．接着歯学 2006 ; 24(3) : 105 - 110.

14. Nabers CL. Repositioning the attached gingiva. J Periodontol 1954 ; 25 : 38 - 39.

15. Friedman N. Mucogingival surgery. the apically repositioned flap. J Periodontol 1962 ; 33 : 328 - 340.

16. Ariaudo AA, Tyrrell HA. Repositioning and increasing the zone of attached gingiva. J Periodontol 1957 ; 28 : 106 - 110.

17. Friedman N, Levine H. Experimental periodontal surgery in human beings. A clinical histologic study. J Dent Res 1964 ; 43 : 791.

18. Donnenfeld OW, Marks RM, Glickman I. The apically positioned flap. A clinical study. J Periodontol 1964 ; 35 : 381.

19. Maynard JG Jr, Wilson RD. Physiologic dimensions of the periodontium significant to the restorative dentist. J Periodontol 1979 ; 50(4) : 170 - 174.

20. Gordon HP, Sullivan HC, Atkins JH. Free autogenous gingival grafts. II. Supplemental findings--histology of the graft site. Periodontics 1968 ; 6 (3) : 130 - 133.

21. Bjorn H. Free transplantation of gingival propria. Sven Tandlak Tidskr 1963 ; 22 : 684 - 689.

22. Dorfman HS, Kennedy JE, Bird WC. Longitudinal evaluation of free autogenous gingival grafts. J Clin Periodontol 1980 ; 7 (4) : 316 - 324.

23. Ramfjord SP, Nissle RR. The modified widman flap. J Periodontol 1974 ; 45(8) : 601 - 607.

24. Listgarten MA, Rosenberg MM. Histological study of repair following new attachment procedures in human periodontal lesions. J Periodontol 1979 ; 50(7) : 333 - 344.

25. Froum SJ, Coran M, Thaller B, Kushner L, Scopp IW, Stahl SS. Periodontal healing following open debridement flap procedures. I. Clinical assessment of soft tissue and osseous repair. J Periodontol 1982 ; 53(1) : 8 - 14.

26. Kramer GM. Surgical pocket reduction. J Am Dent Assoc 1990 ; 121(4) : 479 - 481.

27. Ingber JS. Forced eruption. I. A method of treating isolated one and two wall infrabony osseous defects-rationale and case report. J Periodontol 1974 ; 45(4) : 199 - 206.

28. Ingber JS. Forced eruption: part II. A method of treating nonrestorable teeth - Periodontal and restorative considerations. J Periodontol 1976 ; 47(4) : 203 - 216.

29. van Venrooy JR, Yukna RA. Orthodontic extrusion of single-rooted teeth affected with advanced periodontal disease. Am J Orthod 1985 ; 87(1) : 67 - 74.

30. Carvalho CV, Bauer FP, Romito GA, Pannuti CM, De Micheli G. Orthodontic extrusion with or without circumferential supracrestal fiberotomy and root planing. Int J Periodontics Restorative Dent 2006 ; 26(1) : 87 - 93.

31. Kozlovsky A, Tal H, Lieberman M. Forced eruption combined with gingival fiberotomy. A technique for clinical crown lengthening. J Clin Periodontol 1988 ; 15(9) : 534 - 538.

32. Orban B. Gingivectomy or flap operation? J Am Dent Assoc 1939 ; 26 : 1276 - 1283.

33. Waite IM. The present status of the gingivectomy procedure. J Clin Periodontol 1975 ; 2 (4) : 241 - 249.

34. Spatz S. Early reaction in bone following the use of burs rotating at conventional and ultra speeds; a comparison study. Oral Surg Oral Med Oral Pathol 1965 ; 19 : 808 - 816.

35. Boyne PJ. Histologic response of bone to sectioning by high-speed rotary instruments. J Dent Res 1966 ; 45(2) : 270 - 276.

36. Olsen CT, Ammons WF, van Belle G. A longitudinal study comparing apically repositioned flaps, with and without osseous surgery. Int J Periodontics Restorative Dent 1985 ; 5 (4) : 10 - 33.

37. Friedman N. Periodontal osseous surgery : osteoplasty and ostectomy. J Periodontol 1955 ; 26(4) : 257 - 269.

38. Ochsenbein C. A primer for osseous surgery. Int J Periodontics Restorative Dent 1986 ; 6 (1) : 8 - 47.

39. Kramer GM, Nevins M, Kohn JD. The utilization of periosteal suturing in periodontal surgical procedures. J Periodontol 1970 ; 41(8) : 457 - 462.

40. Kon S, Caffesse RG, Castelli WA, Nasjleti CE. Revascularization following a combined gingival flap-split thickness flap procedure in monkeys. J Periodontol 1984 ; 55(6) : 345 - 351.

41. Pennel BM, Tabor JC, King KO, Towner JD, Fritz BD, Higgason JD. Free masticatory mucosa graft. J Periodontol 1969 ; 40(3) : 162 - 166.

42. Sullivan HC, Atkins JH. The role of free gingival grafts in periodontal therapy. Dent Clin North Am 1969 ; 13(1) : 133 - 148.

43. Mörmann W, Schaer F, Firestone AR. The relationship between success of free gingival grafts and transplant thickness. Revascularization and shrinkage - a one year clinical study. J Periodontol 1981 ; 52(2) : 74 - 80.

44. Gargiulo AW, Arrocha R. Histo-clinical evaluation of free gingival grafts. Periodontics 1967 ; 5 (6) : 285 - 291.

45. 藤田恒太郎．歯の解剖学．京都：金原出版，1967.

46. Ochsenbein C. Palatal approach to osseous surgery. I . Rationale. J Periodontol. 1963 ; 34(1) : 60 - 68.

47. Ochsenbein C. Palatal approach to osseous surgery. II . Clinical application. J Periodontol 1964 ; 35(1) : 54 - 68.

48. Converse JM, Uhlschmid GK, Ballantyne DL Jr. "Plasmatic circulation" in skin grafts. The phase of serum imbibition. Plast Reconstr Surg 1969 ; 43(5) : 495 - 499.

49. Converse JM. Reconstructive plastic surgery. second ed. Philadelphia : WB Saunders, 1977.

50. Oliver RC, Löe H, Karring T. Microscopic evaluation of the healing and revascularization of free gingival grafts. J Periodontal Res 1968 ; 3 (2) : 84 - 95.

51. Nobuto T, Imai H, Yamaoka A. Microvascularization of the free gingival autograft. J Periodontol 1988 ; 59(10) : 639 - 646.

52. Nobuto T, Imai H, Yamaoka A. Ultrastructural changes of subepithelial capillaries following graft epithelialization. J Periodontol 1988 ; 59(9) : 570 - 576.

53. Nobuto T, Yanagihara K, Teranishi Y, Minamibayashi S, Imai H, Yamaoka A. Periosteal microvasculature in the dog alveolar process. J Periodontol 1989 ; 60(12) : 709 - 715.

54. Pontoriero R, Carnevale G. Surgical crown lengthening : a 12-month clinical wound healing study. J Periodontol 2001 ; 72(7) : 841 - 848.

55. Deas DE, Moritz AJ, McDonnell HT, Powell CA, Mealey BL. Osseous surgery for crown lengthening : a 6 -month clinical study. J Periodontol 2004 ; 75(9) : 1288 - 1294.

56. 佐々木猛，水野秀治，松井徳雄．APF 後の軟組織の回復．上顎中切歯歯間乳頭に焦点を当てて．1．健康な歯周組織における歯間乳頭の高さと歯根間距離．the Quintessence 2010 ; 29(1) : 130 - 138.

57. 佐々木猛，水野秀治，松井徳雄．APF 後の軟組織の回復．上顎中切歯歯間乳頭に焦点を当てて．2．APF における歯間乳頭の回復．the Quintessence 2010 ; 29(2) : 82 - 89.

おわりに

　日常臨床において歯肉縁下う蝕を認める患者に遭遇する機会は多い．そして，その多くは生物学的幅径の侵襲，フェルールの不足などの問題を抱えており，歯周外科処置が必要となる．一般的に，歯周外科は患者にとって理解しにくく，同意を得ることが困難な処置であるが，歯肉縁下う蝕に対する歯周外科はその必要性を患者に伝えやすく，理解してもらいやすい．「どうせ抜歯のために手術が必要になるのであれば，歯を残すための手術をしてほしい」と考える患者も多く，患者の同意を得やすい処置である．今まで歯周外科を積極的に行ってこられなかった先生方が，歯肉縁下う蝕の治療に取り組むことにより，歯周外科を始めるきっかけになれば幸いである．

　また，本書では「う蝕が歯肉縁下まで及んでいるため，完全に除去することができなかった」「補綴装置が脱離した患者の口腔内を診てみると残存歯質が少なくフェルールが不足していた」「不良な補綴装置を除去したところ，歯肉縁下にまで二次う蝕が進行し，生物学的幅径が侵されていた」などの問題に対する治療法を，術前準備から術後管理に至るまでできるだけわかりやすくお伝えしたつもりである．とくに歯周外科処置の step by step について数多くの臨床写真を用いながら，詳しく解説してきた．本書を手にとってくださった先生方が，外科手技を習得することで，歯肉縁下う蝕から多くの歯を救うことができるようになり，さらには歯周病罹患歯の深い歯周ポケットの除去や適正歯冠長の獲得を目的とした歯冠長延長術など治療の適応範囲を拡大することにより，多くの患者の QOL の向上に貢献できるようになっていただければ幸いである．

　最後に，日頃よりご指導いただいております小野善弘先生，中村公雄先生，松井徳雄先生に深く感謝申し上げます．また，本書の刊行にあたり，多大なご尽力を賜りましたクインテッセンス出版(株)の北峯康充氏，多田裕樹氏，金華燮氏，日頃から筆者らを支えてくれている当院のスタッフの皆様に感謝申し上げます．

2019年10月

水野秀治

佐々木　猛（ささき　たけし）
1995年　大阪大学歯学部卒業，医療法人貴和会歯科診療所勤務
2008年　医療法人貴和会理事，新大阪歯科診療所院長
2019年　医療法人貴和会理事長
現在，JIADS理事，ペリオコース，補綴コース，アドバンスコース講師，長崎大学歯学部，東京医科歯科大学歯学部，東京歯科大学非常勤講師，AAP会員，AAFPメンバー，日本臨床歯周病学会理事，指導医，認定医，歯周インプラント指導医，日本歯周病学会会員，日本補綴歯科学会会員，日本口腔インプラント学会会員，日本歯科審美学会会員，OJ会員，JIADS Study Club Osaka メンバー

水野　秀治（みずの　しゅうじ）
2000年　大阪大学歯学部卒業
2000年　貴和会歯科診療所に勤務
現在，医療法人貴和会理事，JIADSペリオコース，補綴コース講師，大阪大学歯学部非常勤講師，AAP会員，日本補綴歯科学会専門医，日本臨床歯周病学会会員，JIADS Study Club Osaka メンバー

小谷　洋平（おだに　ようへい）
2009年　岡山大学歯学部卒業
2010年　岡山大学病院卒後臨床研修センターにて研修修了後，医療法人貴和会新大阪歯科診療所入職
2021年　おだに歯科クリニック開設
現在，JIADSペリオコース，補綴コース，歯科衛生士コース講師，日本臨床歯周病学会会員，日本補綴歯科学会会員，日本顎咬合学会会員，JIADS Study Club Osaka メンバー

筒井　佑（つつい　たすく）
2012年　岡山大学歯学部卒業
2013年　岡山大学病院卒後臨床研修センターにて研修修了後，医療法人貴和会新大阪歯科診療所入職
2023年　TASUKU DENTAL OFFICE開設
現在，JIADSペリオコース，補綴コース講師，日本臨床歯周病学会会員，日本補綴歯科学会会員，JIADS Study Club Osaka メンバー

QUINTESSENCE PUBLISHING 日本

成功の方程式
図解！　歯周外科を用いた歯肉縁下う蝕の治療手順

2019年12月10日　第1版第1刷発行
2024年6月15日　第1版第2刷発行

監　　修　　佐々木　猛

著　　者　　水野秀治／小谷洋平／筒井　佑

発 行 人　　北峯康充

発 行 所　　クインテッセンス出版株式会社
　　　　　　東京都文京区本郷3丁目2番6号　〒113-0033
　　　　　　クイントハウスビル　電話(03)5842-2270(代表)
　　　　　　　　　　　　　　　　　(03)5842-2272(営業部)
　　　　　　　　　　　　　　　　　(03)5842-2275(編集部)
　　　　　　web page address　https://www.quint-j.co.jp

印刷・製本　　サン美術印刷株式会社

Printed in Japan　　　　　　　　　　　　禁無断転載・複写
ISBN978-4-7812-0722-3　C3047　　　落丁本・乱丁本はお取り替えします
　　　　　　　　　　　　　　　　　　　　定価はカバーに表示してあります